逸仙妇瘤 诊疗规范丛书

总主编　林仲秋

U0388802

妇科恶性肿瘤化疗手册

主　编　李　晶　张丙忠

副主编　王丽娟　吴妙芳

编　者（以姓氏笔画为序）

卢淮武　刘畅浩　吴冬冰　徐国才　凌小婷

梁金晓　谢庆生　谢玲玲　谢晓飞

主　审　林仲秋

人民卫生出版社

图书在版编目（CIP）数据

妇科恶性肿瘤化疗手册/李晶，张丙忠主编．—北京：人民卫生出版社，2018

ISBN 978-7-117-27244-5

Ⅰ.①妇⋯　Ⅱ.①李⋯②张⋯　Ⅲ.①妇科病–肿瘤–放射疗法–手册　Ⅳ.①R737.3-62

中国版本图书馆 CIP 数据核字（2018）第 182048 号

| 人卫智网 | www.ipmph.com | 医学教育、学术、考试、健康，购书智慧智能综合服务平台 |
| 人卫官网 | www.pmph.com | 人卫官方资讯发布平台 |

妇科恶性肿瘤化疗手册

主　　编：李　晶　张丙忠
出版发行：人民卫生出版社（中继线 010-59780011）
地　　址：北京市朝阳区潘家园南里 19 号
邮　　编：100021
E - mail：pmph @ pmph.com
购书热线：010-59787592　010-59787584　010-65264830
印　　刷：北京盛通数码印刷有限公司
经　　销：新华书店
开　　本：850×1168　1/32　印张：5.5　插页：4
字　　数：132 千字
版　　次：2018 年 8 月第 1 版　2024 年 7 月第 1 版第 9 次印刷
标准书号：ISBN 978-7-117-27244-5
定　　价：68.00 元

打击盗版举报电话：010-59787491　E-mail：WQ @ pmph.com
（凡属印装质量问题请与本社市场营销中心联系退换）

总主编简介

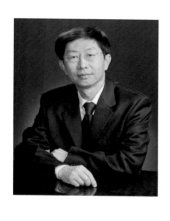

林仲秋

中山大学妇产科学二级教授、主任医师,博士研究生导师。

中山大学首届名医。现任中山大学孙逸仙纪念医院(附属第二医院)妇产科主任兼妇科肿瘤专科主任、澳门镜湖医院妇产科顾问医师。中国医师协会整合医学分会妇产科专业委员会副主任委员、中国优生科学协会生殖道疾病诊治分会副主任委员、中国抗癌协会妇科肿瘤专业委员会常委、中华医学会妇科肿瘤学分会委员、广东抗癌协会妇科肿瘤专业委员会主任委员、中华医学会广东妇产科学会副主任委员、广东妇科肿瘤学组副组长、广东中西医结合妇产科分会副主任委员、国内多种学术杂志常务编委或编委。

原卫生部统编教材"专升本"、"成人大专"第1、2版和临床医学第6版《妇产科学》编委、第7-9版副主编,高教出版社成人教育《妇产科学》主编。《妇科手术彩色图解》、《宫颈癌手术难点与技巧图解》、《外阴癌2016林仲秋观点》、《逸仙妇瘤病例精解》等30多部专著主编。

主编简介

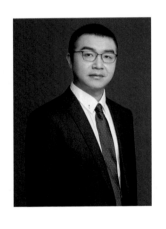

李晶

医学博士,副主任医师。

本科毕业于中山大学中山医学院,师从林仲秋教授并获得博士学位。现任中山大学孙逸仙纪念医院妇科肿瘤专科临床科研秘书。2016年获得中山大学青年教师授课比赛一等奖。2017年"腹腔镜广泛全子宫切除术"手术视频获得"强生全国青年医师手术视频比赛"一等奖。

作为主要执笔人编写了《妇科恶性肿瘤腹腔热灌注化疗临床应用中国专家共识》。主持国家自然科学基金青年基金一项,以第一作者发表SCI论文9篇。

主编简介

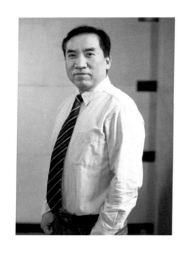

张丙忠

医学博士,副主任医师,硕士研究生导师。

现任中山大学孙逸仙纪念医院妇科肿瘤专科副主任。广东省医师协会妇科肿瘤分会秘书、委员,广东省医学会妇科肿瘤学组委员,广东省精准医学会妇科肿瘤分会委员,广东省妇科微创学会常务委员。曾获得中山大学教学先进个人、孙逸仙纪念医院先进工作者等及广东省科技进步三等奖。

业务专长:宫颈各种病变的手术治疗、宫颈癌综合治疗;卵巢癌的手术、化疗、靶向治疗等综合治疗;滋养细胞肿瘤的规范化治疗;子宫内膜癌的手术、放化疗等综合治疗。主持参与国家自然科学基金、国家卫生健康委员会临床重点项目、广东省自然科学重点项目等科研项目多项。发表相关的论文 30 余篇,被 SCI 收录 5 篇。

序

中国第一家西医院中山大学孙逸仙纪念医院，前身为博济医院，成立于1835年，至今已有185周年历史。1875年，当时的医院院长嘉约翰（John Glasgow Kerr，美国传教医生）开创了全国第一例卵巢肿瘤切除术。1892年，医院开展了第一例剖宫产术。

得益于孙逸仙纪念医院深厚的历史底蕴，医院妇产科在漫长的历史发展过程中，在先辈的努力下，全面发展重点突破，在20世纪50年代，妇科内分泌和计划生育在全国享有盛誉。20世纪70年代末，在华南地区率先引进宫腔镜技术并快速发展，成为华南地区妇产科的一面旗帜。

一般来说，相对于肿瘤医院系统的妇科，综合医院里面的妇科肿瘤专业发展较慢。我院妇产科虽然从20世纪50年代就开展了宫颈癌根治术，80年代开始分出妇科肿瘤专业组，但妇科肿瘤仍和普通妇科一起运作，只是确定几位教授相对关注妇科肿瘤患者而已。直至近20年来，特别是从21世纪初设立妇科肿瘤专科，成为一类专科直接隶属医院独立运作以来，才取得长足进步。

目前，孙逸仙纪念医院院本部妇科肿瘤专科拥有两个病区，共90张病床和30多位妇科肿瘤医生。能开展各种妇科肿瘤的诊治，包括开腹手术、腹腔镜（3D、单孔、达·芬奇机器人)、宫腔镜、阴道镜、CUSA(超声吸引)、腹腔热灌注化疗、系统化疗、术后康复等。医院具备相关肿瘤诊疗支撑系统,如 CT、MR、PET CT、ECT、DSA、三维调强放疗、三维阴道近距离放疗、术中放疗、分子诊断基因检测、生物标本库、临床试验和基础实验研究中心等。

"逸仙妇瘤"经过 20 多年来的耕耘,特别是从 2000 年开始大力推广国际权威指南如 FIGO/NCCN 妇科肿瘤诊治指南在国内的应用以来,紧跟国际最新进展,结合国内实际情况,逐步形成了一套具有"逸仙"特色的专科诊治规范。这些规范已成为广大妇科肿瘤医生包括"逸仙妇瘤"微信公众号 33 000 多用户喜爱的"宝典"。

有鉴于此,我们本着"严谨、认真、实用、易行"的态度,计划逐步将这些"宝典"编成《逸仙妇瘤诊治规范系列丛书》,由人民卫生出版社出版发行。《妇科恶性肿瘤化疗手册》就是系列丛书中的第一部。

《妇科恶性肿瘤化疗手册》基本囊括了目前国际和国内公认并广泛应用于临床的主要妇科恶性肿瘤化疗方案,也介绍了卵巢癌最新的维持治疗理念、当前妇科肿瘤最热门的靶向治疗药物 PARP 抑制剂、抗 PD-1/PD-L1 抗体和新型口服抗血管生成药物。书中首先介绍了化疗原则和化疗药物不良反应,随后分章节分别介绍了各类妇科恶性肿瘤的化疗指征、化疗方案、具体用法、注意事项等,临床实用价值高。

本书第一主编李晶副主任医师是我的博士生,现在是我科的临床研究秘书。基础扎实、阅读广泛、思路清晰是他的特点。在整理本书的过程中,他查阅了大量文献,务求使本书推荐的每个化疗方案都有出处,以便读者有章可循。

需要特别指出的是,化疗是一把"双刃剑"。化疗既可以控制肿瘤,也可能因药物毒性致死,弄错药物剂量是发生意外的主要原因。虽然我们"诚惶诚恐",反复校对,多人把关,仍难免百密一疏。恳请各位同行在临床使用过程中,多多参考其他文献和请教有经验的同行,确保化疗方案和药物剂量万无一失,方可用到具体患者身上。

本书汇集了全科同事的智慧,不论是医生还是护士,都为本书做出了贡献。

最后,特别感谢北京协和医院冯凤芝教授多次对"第七篇妊娠滋养细胞肿瘤的化疗"进行修改润色。

林仲秋

2018 年 7 月

前　言

　　这是一本很有"历史感"的书。

　　2007年,我有幸考取了林仲秋教授的研究生。入科伊始,师长便把这本所谓的"书"推荐给我,想来它已陪伴我11年了。之所以打上引号并用"所谓"这个词,原因在于当时在师长口袋中的它,确实没有一本书该有的样子——没有封面、没有编者、没有序言……所有文字都被针式打印机僵硬地刻在废弃病历纸的背面,配上红蓝墨水印渍,一切都显得那么"佛系",让人觉得简约得有点寒酸。

　　但,"简约并不简单"！毫不夸张地讲,这本"书"在逸仙妇瘤中具有"武功秘籍"般的"江湖地位"。不单逸仙妇瘤医生几乎人手一本,不少进修医生离开时也会带走它的电子版抑或纸质版真身。时至今日,林老师查房问到化疗相关问题时,不少同事仍会习惯性地拿出这本书,或寻找、或记录、或体会、或思考。如此神力,我想与其两个"个性"息息相关。首先,"书"中每一种方案都是前辈们在《NCCN诊疗指南》的指引下,"刻板"地从原始研究中提取出来的,没有进行过任何"加工"或"商业化运作"。因此,其规范性不容置喙。其次,这本"书"特别接地气。它在恪守"NO HARM"这一基本原则的同时,对每种方案的实际应用提出了建议,并以"注意事项"的形式列出,切实为临床医生解决问题提供了指引。

今年 5 月，一番头脑冲动后，我在自己电脑里对这本"书"进行一些"升级"。具体说来，就是两件事。首先，反映进展——增加新方案和新药物。即便对于目前尚未在内地上市的药物，如奥拉帕尼、帕姆单抗、达拉非尼等，我仍然把它们写了进去。妇科肿瘤治疗发展至今，手术和常规化疗的功力所及已基本达到极限，基于分子分型的个体化治疗必将是妇瘤治疗的未来。因此，有必要采用"超前"手段反映这一趋势。此外，随着经济条件的日益改善，不少患者在接受常规治疗的同时，已开始主动寻求新药的帮助，特别对于卵巢癌患者，我们多掌握一种新药，她们就多一些改善预后的机会。"知新"是医生的本事，也是患者的福祉。其次，以规范的形式向肿瘤的规范化治疗致敬！紫杉醇还是那个紫杉醇，但在卵巢癌初治（TC3 周疗）、卵巢复发性恶性生殖细胞肿瘤的治疗（TIP 方案）和复发性宫颈癌的治疗（TP3 周疗）中，紫杉醇的用药方法完全不同，如果囫囵吞枣，都按照 $175mg/m^2$（静脉维持至少 3 小时）给药，会严重影响治疗效果。这只是一个"栗子"。对于肿瘤治疗，理应始终保持敬畏之心。而规范化治疗是保证肿瘤患者获益的基石，这也是逸仙妇瘤所有成员在临床实践中始终秉承的核心准则。因此，在本书中，针对不同疾病，我们都追本溯源，详细写出了具体的化疗方案及其出处、化疗的适应证、化疗剂量调整方法和毒性处理方法。如果您在本书中能感受到一些崇尚规范的气息，我将感到非常荣幸。

"升级"完成后，我把初稿发给了林仲秋教授。给别人改稿是一件特别糟心的事，因此，学生交作业总会感到惶恐，而林老师收到邮件后仍旧一如既往的鼓励我并从头到尾对本书的内容进行 8 次修订，并欣然作序。事实上，对于我们写的文章，老师从来没有放松过，特别是关乎临床实践时，尤其为甚。11 年来，春风化雨、静水流深，对于我是一种福分。

特别感谢北京协和医院冯凤芝教授为我们提出的编写建议,感谢陈劼教授等全科同仁在本书完成过程中给予的帮助。

也许,这本书不够完美,但它带着我们如履薄冰的态度和丝丝入扣的诚意。欢迎发送邮件至邮箱 renweifuer@pmph.com,或扫描下方二维码,关注"人卫妇产科学",对我们的工作予以批评指正,以期再版修订时进一步完善,更好地为大家服务。

和大家在一起,我们会更好!

李晶

2018 年 6 月 21 日晚于羊城

目　录

第一篇　妇科恶性肿瘤化疗总论

第一章　妇科恶性肿瘤化疗方式和途径 // 2

第二章　妇科恶性肿瘤化疗原则 // 3

　第一节　妇科恶性肿瘤化疗总原则 // 3

　第二节　初治妇科恶性肿瘤患者化疗原则 // 4

　第三节　妇科恶性肿瘤复发患者化疗原则 // 4

第三章　妇科恶性肿瘤化疗临床决策要点 // 6

第四章　妇科肿瘤化疗管理的基本要求 // 8

第五章　妇科恶性肿瘤化疗常见不良反应的处理 // 9

　第一节　骨髓毒性 / 血液系统毒性 // 9

　第二节　恶心、呕吐 // 10

　第三节　脱发 // 11

　第四节　周围神经病变 // 12

　第五节　性功能障碍、生育和妊娠 // 12

　第六节　其他不良反应 // 13

第六章　妇科肿瘤化疗常用药物毒性总结和评估 // 15

第七章　妇科恶性肿瘤化疗药物反应的处理 // 17

　第一节　概述 // 17

　第二节　药物反应的预防 // 18

第三节　脱敏治疗和药物反应的处理 // 18

第二篇　卵巢恶性肿瘤的化疗

第八章　上皮性卵巢癌、输卵管癌和腹膜癌的化疗 // 22
第一节　初治上皮性卵巢癌、输卵管癌和腹膜癌的
化疗 // 22
第二节　复发性上皮性卵巢癌、输卵管癌和腹膜癌的
化疗 // 45
第三节　卵巢癌、输卵管癌和腹膜癌的维持治疗 // 62

第九章　卵巢恶性生殖细胞肿瘤的化疗 // 65
第一节　卵巢恶性生殖细胞肿瘤化疗指征 // 65
第二节　卵巢恶性生殖细胞肿瘤化疗方案 // 67
第三节　复发性卵巢恶性生殖细胞肿瘤推荐化疗
方案 // 70
第四节　卵巢恶性生殖细胞肿瘤其他可用化疗
方案 // 72

第十章　卵巢恶性性索间质肿瘤化疗 // 78
第一节　卵巢恶性性索间质肿瘤化疗指征 // 78
第二节　卵巢恶性性索间质肿瘤推荐化疗方案 // 78

第三篇　子宫体恶性肿瘤的化疗

第十一章　子宫内膜癌的化疗 // 80
第一节　子宫内膜癌手术病理分期 // 80
第二节　子宫内膜癌化疗指征 // 81
第三节　子宫内膜癌的化疗方案 // 82

第十二章　子宫肉瘤的化疗 // 86
第一节　子宫肉瘤手术病理分期 // 86
第二节　子宫肉瘤化疗指征 // 87
第三节　子宫肉瘤化疗方案 // 88

第四篇　子宫颈癌的化疗

第十三章　子宫颈癌的临床分期 // 96

第十四章　子宫颈癌的化疗指征 // 98

第十五章　子宫颈癌放疗过程中化疗增敏方案 // 99

第十六章　晚期和复发性子宫颈癌的一线化疗
　　　　　方案 // 101

第十七章　晚期和复发性子宫颈癌的单药化疗
　　　　　方案 // 107

第十八章　晚期和复发性子宫颈癌其他化疗方案 // 109

第五篇　外阴癌和阴道癌的化疗

第十九章　外阴癌和阴道癌分期 // 114

第二十章　外阴癌、阴道癌的化疗 // 116

第六篇　生殖道恶性黑色素瘤的化疗

第二十一章　恶性黑色素瘤诊断的注意事项 // 118

第二十二章　恶性黑色素瘤分期 // 120

第二十三章　恶性黑色素瘤的化疗 // 123

第七篇　妊娠滋养细胞肿瘤的化疗

第二十四章　妊娠滋养细胞肿瘤相关分期和评分
　　　　　　系统 // 126

　第一节　妊娠滋养细胞肿瘤分期及预后评分系统 // 126

　第二节　妊娠滋养细胞肿瘤化疗中容易误解的
　　　　　概念 // 127

第二十五章　妊娠滋养细胞肿瘤的单药化疗 // 129

　第一节　妊娠滋养细胞肿瘤选择单药化疗的适应证
　　　　　及注意事项 // 129

　第二节　妊娠滋养细胞肿瘤单药化疗方案 // 129

第二十六章 妊娠滋养细胞肿瘤的联合方案化疗 // 131

第一节 妊娠滋养细胞肿瘤选择联合方案化疗
的适应证及注意事项 // 131

第二节 妊娠滋养细胞肿瘤联合化疗方案 // 132

第二十七章 妊娠滋养细胞肿瘤其他化疗方案 // 137

第二十八章 鞘内注射的方法和注意事项 // 141

第八篇　妇科恶性肿瘤的靶向治疗

第二十九章 妇科恶性肿瘤可用的抗血管生成
药物 // 144

第三十章 妇科恶性肿瘤可用的 PARP 抑制剂 // 148

第三十一章 妇科恶性肿瘤可用的免疫治疗药物 // 152

参考文献 // 157

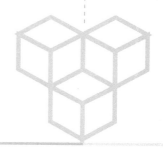

第一篇

妇科恶性肿瘤化疗总论

第一章

妇科恶性肿瘤化疗方式和途径

与全身其他系统器官恶性肿瘤相似,妇科恶性肿瘤化疗方式有 3 种,即辅助化疗、新辅助化疗和晚期患者的系统化疗和复发患者的化疗。

1. **辅助化疗** 手术后或放疗后进行化疗以减少肿瘤的复发,或治疗肿瘤细胞减灭术后残留的病灶,包括肉眼可见或镜下的病灶。

2. **新辅助化疗** 在手术前或放疗前进行化疗以降低肿瘤负荷,为手术和放疗做准备。

3. **同期放化疗** 在放疗的同时化疗,达到增加放疗敏感性的效果。

4. **晚期、转移患者的化疗** 针对晚期或已有转移的患者,单独或配合手术、放疗的化疗。

5. **复发患者的化疗** 在初始手术、放疗和化疗等肿瘤治疗手段后完全缓解一段时间,经临床、生化指标或影像学检查确定复发进行的化疗,以治疗复发疾病、控制症状或延长生存期和(或)提高生活质量。

除了以上分类,也有按一线／二线／三线……化疗分类,术后第一阶段的化疗称一线化疗。停一线化疗一段时间后复发,再次采用的化疗称二线化疗,以此类推。

化疗途径有经静脉全身化疗、腹腔或胸腔灌注或结合热灌注、动脉插管局部灌注、肿瘤周围局部注射等,需根据患者具体情况选用。

第二章

妇科恶性肿瘤化疗原则

第一节　妇科恶性肿瘤化疗总原则

　　针对任何妇科恶性肿瘤患者,化疗前、化疗期间和化疗后必须遵循如下原则。

　　1. 鼓励患者参与诊断和治疗临床试验。

　　2. 开始化疗前,确保患者的一般状态和器官功能可耐受化疗。

　　3. 对于卵巢癌患者,在任何初始治疗之前需要做到以下几点。

　　(1) 所有怀疑ⅢC 或Ⅳ期浸润性上皮性卵巢癌患者开始治疗前必须由妇科肿瘤专家评估,决定是否能进行初次细胞肿瘤减灭术(PDS)。

　　(2) 有生育要求需要行保留生育功能者必须转诊至合适的生殖专家。

　　(3) 讨论化疗的目标。

　　4. 化疗期间和化疗结束后需密切观察和随访,及时处理化疗过程中出现的各种并发症。化疗期间监测患者的血常规及生化指标。根据化疗过程中出现的毒性反应和治疗目标对化疗方案及剂量进行调整。

5. 化疗结束后,需要对治疗效果、后续治疗及远期并发症的可能性进行评估。

6. 虽然可进行化疗药物敏感性检测,但目前尚无明确证据提示这种做法可改变选择标准化疗方案的决策。由于体内外环境差异较大,我们不建议根据体外药敏实验选择化疗方案。

第二节　初治妇科恶性肿瘤患者化疗原则

1. 如果患者有化疗的适应证,特别对于卵巢癌患者,须告知患者目前有多种化疗方式可供选择,包括静脉化疗、静脉联合腹腔化疗或参与临床试验(包括不同剂量和给药方案)。

2. 卵巢癌患者选择静脉联合腹腔化疗者,须告知患者静脉联合腹腔化疗的毒性反应如骨髓抑制、肾毒性、腹痛、神经毒性、消化道毒性、代谢系统毒性和肝毒性的发生率和(或)严重程度会更明显。

3. 选择顺铂腹腔化疗和紫杉醇腹腔化疗/静脉化疗的患者肾功能必须正常,对腹腔/静脉化疗方案的后续毒性有良好的耐受性,同时不能有在化疗过程中会明显恶化的内科疾病(如既往存在神经病变)。

4. 患者每次使用顺铂前后都必须进行水化,通过足够的静脉补液来减少肾毒性。每一疗程化疗结束后,必须对患者进行仔细检查以明确是否存在骨髓抑制、脱水、电解质紊乱、重要器官毒性反应(如肝和肾)和其他毒性反应。患者化疗结束后常需要在门诊接受静脉补液以防止或治疗脱水。

第三节　妇科恶性肿瘤复发患者化疗原则

1. 详细了解患者既往的所有毒性资料、剂量、化疗方案和剂量调整资料。

2. 必须告知患者以下内容。

（1）可获得的临床试验，包括各种治疗方法的风险和益处，这些与患者先前接受的化疗方案有关。

（2）告知患者的自身一般状况、重要器官的功能状态和既往化疗已导致的毒性反应。如有必要，应与患者讨论姑息治疗问题。因为对于部分患者来说，姑息治疗也是一种治疗手段。

3. 推荐所有复发或者未控的患者在开始治疗前进行肿瘤分子检测，包括 BRCA1/2，同源重组通路基因、微卫星不稳定性或 DNA 错配修复。

4. 如果患者既往使用过铂类药物，无论再次使用何种铂类药物，其骨髓毒性的发生率和严重程度都会增加。

5. 如果患者已多次使用卡铂和（或）顺铂，再次使用时发生致命性过敏反应的风险会增加。因此，有必要告知患者发生过敏反应的风险、症状和体征；如果发生过敏反应，应由有处理过敏反应经验的医生进行治疗，治疗也应在有条件提供必要医疗设备的医院进行。

6. 医生需要熟练掌握化疗药物的代谢方式（是否通过肝脏或肾脏进行代谢）并能确定患者适合使用某种药物（如肝肾功能异常的患者可使用哪些药物）。

7. 医生必须熟悉药物不良反应的处理及适当的减量。

8. 医生需要就所选择的化疗放疗方案告知患者及家属，内容包括使用药物和化疗相关毒性反应。对患者进行宣教时，需要使患者了解如何预防和治疗过敏反应及并发症、如何减轻化疗不良反应的严重程度。

第三章

妇科恶性肿瘤化疗临床决策要点

（一）肿瘤特点

1. 肿瘤对治疗可能的反应，如肿瘤的类型，疾病进展率等，以及肿瘤的范围、分期。

2. 为明确肿瘤特征，原发恶性肿瘤的诊断必须有病理学证据，首次复发者最好能获得细胞学或者组织学证据（尽管难以做到，如复发性卵巢癌，但对复发者最理想还是能取得细胞学特别是组织学证据）。

（二）患者特点

1. 患者年龄。

2. 患者一般健康状况（体力状态）。

3. 合并症（如心脏、肝脏和肾脏疾病）。

4. 肿瘤既往的治疗情况（治疗反应和不良反应）。

5. 患者心理状况。

（三）其他需要考虑的问题和对医师的要求

初始化疗前应明确治疗的目标。如果治疗目标为治愈（如卵巢生殖细胞肿瘤），并且治愈的可能性很大，再重的化疗不良反应都是可以接受的。如果治疗的目标为减轻肿瘤负荷，缓解症状（姑息治疗），则应选择不良反应尽可能小的治疗方案。在这种情况下，患者所承受的不良反应不应该重于其疾病本身引起的症状。

化疗医师应掌握和肿瘤相关的生物学、细胞动力学、药效学、药动学和药物耐药等知识。肿瘤细胞的分裂和增殖模式和正常细胞一样，研究表明，肿瘤细胞的分裂速度并不比正常细胞快。肿瘤细胞增殖紊乱可能是由正常细胞周期调节的丧失和细胞程序性死亡（凋亡）的缺失所引起。肿瘤体积翻倍所用的时间称为倍增时间。动物实验研究表明，当肿瘤体积很小时，肿瘤呈指数增长，但当肿瘤体积增大后，其增殖的速度减缓（冈伯兹增殖）。关于人类肿瘤倍增时间的研究资料有限，一般来说，胚胎性肿瘤的倍增时间较短（20~40 天），而腺癌和鳞状细胞癌的倍增时间相对较长（50~150 天）。

化疗药物通过不同途径、多种机制作用于肿瘤细胞。一般来说，活跃于不同细胞周期的肿瘤细胞对化疗敏感，而处于静止期（G0）的肿瘤细胞对化疗相对不敏感。因此，由快速增殖的细胞所形成的肿瘤对化疗的反应性更好。患有进展缓慢的肿瘤的患者能存活多年，但由于大部分细胞在治疗周期内处于静止期，该肿瘤对化疗更不敏感。根据对数杀伤原则（log-kill principle），化疗药物仅能杀死恒定的一部分细胞，而不是特定的某些细胞。基于该理论，即使在肿瘤负荷轻（体积小）时，化疗药物的剂量都不应减低。

第四章

妇科肿瘤化疗管理的基本要求

实施化疗和(或)监测化疗效果应由专业医务人员完成，他们需要具有化疗管理和处理化疗不良反应的能力。由于化疗药物的致突变、致畸和致癌作用，可能对医务人员、患者及其家属造成危害。药物溢出同样有皮肤刺激和损伤的危险。药物的配制应在专门配有通风装置的区域进行。配药及给药时需穿戴适当的手套和工作衣。药物配置和给药所用的物品应放入特殊的容器进行处理。患者应得到良好的监护，化疗全过程应记录在案。在提供全身化疗的医疗场所，抗过敏治疗器物应随手可及，医务人员应接受心肺复苏培训。

溢出血管的化疗药物类似糜烂剂(如蒽环类)会引起严重的组织坏死，需要请外科处理。预防药物外溢、通过通畅的静脉置管提高药物输注技术、严密的监测是预防损害的重要措施。

在每个疗程化疗开始前，化疗不良反应、患者体重、体力状态的改变和相关的实验室检查结果都应该进行评估和记录。药物毒不良反应的量化，通常采用药物毒性量表，如美国国家癌症研究所药物不良反应一般术语标准(NCI CTCAE)。化疗的管理因由医生、护士和患者及其家属共同完成，尤其对于中国患者，对她们进行关于药物不良反应的教育极为重要。

第五章

妇科恶性肿瘤化疗常见不良反应的处理

第一节　骨髓毒性/血液系统毒性

骨髓是化疗药物最常受累的组织,中性粒细胞减少症通常出现于化疗后 7~10 天,在这段时期内,出现感染并发症的风险增加。在妇科肿瘤标准化疗过程中,发热性的中性粒细胞减少症相当少见。一般来说,没有预防使用粒细胞集落刺激因子(G-CSFs)的指征。为预防由于中性粒细胞减少症造成的治疗延误,在考虑治疗目标的前提下,可进行适当处理。为保持治疗的连续性,可以适当减低化疗药物剂量和(或)预防性使用 G-CSFs。目前 NCCN 指南中已有指导 G-CSF 使用的部分可供参阅。

红细胞生成刺激药物(ESAs)用于治疗化疗诱发的贫血存在争议,因为它增加血栓栓塞的发生风险,并与更短的生存期相关。然而,目前所观察到 ESAs 与患者更短生存期之间的关系,其背后的机制尚不清楚。是否所有使用 ESAs 的患者都存在风险同样未明。美国临床肿瘤协会(ASCO)指南推荐,当患者血红蛋白低于 10g/dl,而要进行有骨髓抑制的化疗时,ESAs 可作为一种治疗选择。但是,ESAs 潜在的危害和获益(如减少输血)需与患者仔细讨论,并与输血潜在的危害(如感染,免疫不良反应)和益处(如快速提高血红蛋白)进行比较。

血小板减少症的出现和恢复比中性粒细胞减少症稍晚一些。当血小板计数小于 50 000/mm³ 时,发生出血并发症的风险增加。当血小板计数低于 10 000/mm³ 时,自发性出血的风险就会相当高。血小板减少症的治疗是临床上棘手的问题。血小板的输注可以短期缓解,但通常血小板减少会导致减低化疗药物剂量或者延迟治疗。

第二节 恶心、呕吐

在化疗过程中,患者认为恶心、呕吐是最痛苦的不良反应之一。化疗引起的恶心、呕吐的发生率和严重程度受如下因素影响:化疗药物种类、剂量、化疗时间安排和给药途径。下列患者发生恶心呕吐的风险增加:女性及年龄低于50 岁的患者;既往有晕动症和(或)妊娠期早孕反应者;既往化疗呕吐或麻醉呕吐者;焦虑者。饮酒可降低呕吐风险。化疗引起的恶心、呕吐可分为急性和迟发性。急性呕吐常发生于给药后数分钟到几小时,一般在 24 小时内缓解。因化疗药物特性的差异,迟发性呕吐常发生于化疗后 24 小时后,在 48~72 小时达到高峰,可持续达 7 天。

止吐治疗的目标是预防恶心、呕吐。因此,在化疗开始前就应进行止吐处理。止吐剂的选择取决于化疗药物的致吐能力,先前的止吐经验和患者的危险因素。根据未接受预防止吐用药患者出现急性呕吐的百分率,化疗药物致吐程度可分为四类:高致吐率药物(≥90% 出现急性呕吐的风险)、中致吐率药物(30%~90% 的风险)、低致吐率药物(10%~30% 的风险)和最低致吐率药物(<10% 的风险)。美国临床肿瘤协会(ASCO)指南对止吐药物的使用近期已有更新。针对高致吐化疗方案最重要的止吐推荐为三药联合,

神经激肽 1（NK1）拮抗剂、5- 羟色胺（5-HT）受体拮抗剂和地塞米松。对中等致吐止吐方案，推荐二药联合，帕洛诺司琼和糖皮质激素类。若无帕洛诺司琼，可以用一代的 5-HT 受体拮抗剂代替。对低致吐化疗药物，建议化疗前单次给予 8mg 地塞米松。对最低致吐率药物，不推荐常规使用预防止吐的药物。对接受联合化疗的患者，按照最高致吐率药物选择止吐药物。若剂量适当，口服和静脉注射 5-HT 受体拮抗剂的疗效相当。对吞咽困难者可经皮途径给药。提前呕吐（指未开始化疗就已经发生呕吐者）发生率 18%~57%，常恶心多于呕吐。对提前呕吐的患者，一开始就应选择与化疗药物相适应的积极止吐方案，还可以采用行为治疗。

针灸穴位刺激疗法可能有一定疗效，特别是在缺乏现代止吐药物的情况下。电针穴位刺激可能减轻化疗药物诱发的急性呕吐。可教会患者进行自我穴位按压以对抗急性恶心，但该法已被证实对急性呕吐和迟发呕吐无效。此外，调整饮食习惯，如少量多餐饮食可以缓解恶心 / 呕吐反应。另外，还需考虑有无其他可能诱发呕吐的因素，如肠梗阻、消化不良、肿瘤脑转移、电解质紊乱和尿毒症等。

由于食欲缺乏、味觉改变（如口感金属味）、口疮和腹泻和便秘，接受化疗的患者可能出现体重下降。其他影响因素有疼痛、心理因素和不良的生活状态。每个疗程化疗前均需监测体重。若成年患者体重减轻超过 10%，应进行适当的检查和指导，并推荐患者进行饮食咨询。

第三节　脱　　发

脱发或者担心脱发是化疗不良反应中最恼人的反应之一。许多化疗药物并不会引起头发全部脱落，但使头发稀少、变脆和易断。脱发一般始于化疗开始后 2~3 周，紫杉醇类发生更早，通常导致完全脱发。几乎所有患者的头发都能在治疗结束后再生,头发全部覆盖头部需在治疗结束后的 3~6 个月。再生的头发可能会改变颜色和结构。预先告知脱发风险、建议恰当的时候戴假发、戴一些头饰及描画新的眉毛和睫毛等,都有助于提供一种可以控制的感觉。有一些证据表明,在某些化疗药物治疗过程中,头皮冷却法可减少头发脱落。但如果在头皮血管中存在癌细胞的可能性大,则禁止使用头皮冷却法。

第四节　周围神经病变

化疗诱发的外周神经病变是一种主要的剂量限制性化疗药物不良反应。这些药物都是常用的妇科恶性肿瘤抗癌药,如铂类和紫杉醇类。典型的外周神经病变发生率 30%~40%,可发生于化疗过程中或者化疗结束后。症状包括疼痛、麻木 / 刺痛、感觉丧失和功能障碍。周围神经病变仅有部分可以逆转,神经元的损伤则难以恢复。外周神经病变的风险与化疗药物的种类、累积剂量和同时使用多种神经毒性药物有关。发病风险同样和患者的年龄、化疗前已存在的神经病变(如酗酒、糖尿病诱发的维生素 B_{12} 缺乏、甲状腺功能减退)等有关。目前尚无被循证医学证实的防治化疗诱发的外周神经病变的有效药物。因此,在这些症状影响功能和日常生活之前,早期发现症状是预防残疾的最好方法。在铂类 / 紫杉醇联合化疗中调整药物剂量、甚至停用紫杉醇可能是必要的。由于神经敏感性减低,患者需穿合适的鞋子,并特别警惕潜在的手足损伤。

第五节　性功能障碍、生育和妊娠

在接受妇科恶性肿瘤治疗的女性中,性功能障碍是一种常见的、令人烦恼的问题。原因是多方面的,包括性欲减

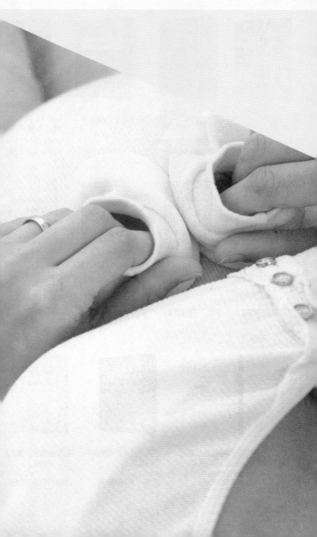

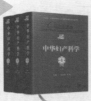

中华妇产科学（第4版）
曹泽毅 乔杰

定价：289.00元（上）
279.00元（中）
299.00元（下）

实用妇产科学（第4版）
徐丛剑 华克勤

定价：248.00元

临床妇产科学（第3版）
魏丽惠 戴钟英 顾美皎

定价：248.00元

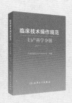

临床诊疗指南——妇产科学分册（2024修订版）
中华医学会妇产科学分会
定价：139.00元

临床技术操作规范——妇产科学分册（2024修订版）
中华医学会妇产科学分会
定价：99.00元

妇产科症状鉴别诊断学
石一复 郝敏

定价：149.00元

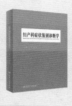

妇产科手术难点与技巧图解
刘新民 万小平 邹淑娟

定价：80.00元

协和妇产科查房手册
向阳 郎景和

定价：68.00元

协和妇产科值班医师手册
向阳

定价：59.00元

妇产科临床英语会话集
姜学智 程国强

定价：49.00元

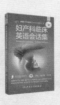

妇产科疾病临床决策思维导图
熊庆 石钢

定价：待定

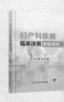

中国妇科恶性肿瘤临床实践指南（第6版）
中华医学会妇科肿瘤学分会
定价：49.00元

宋鸿钊滋养细胞肿瘤学（第4版）
向阳
定价：248.00元

女性盆底学（第3版）
朱兰 郎景和

定价：158.00元

低、身体问题如性交困难和阴道干涩。虽然性功能障碍主要是由于先前的手术和（或）放疗引起，化疗也可导致阴道黏膜干涩和表面出血。此外，阴道可发生感染如真菌和疱疹复发。性功能障碍需要积极处理和治疗，包括使用阴道润滑剂、激素替代治疗、阴道扩张和必要的性咨询。对患者的教育也很重要，包括明确告知患者在化疗期间禁止性生活是没有医学根据的。

化疗诱发卵巢早衰和不孕的风险取决于患者的年龄、药物剂量和种类。从 30 岁开始，这种风险逐步增加，超过 40 岁的妇女增加尤为明显，特别是在接受烷化剂药物化疗后。年龄低于 30 岁的女性，接受铂类为主的化疗后通常出现短暂的闭经，但卵巢功能多能恢复。在化疗过程中及化疗结束后至少 1 年患者需有效避孕，这点很重要。未完成生育及有不孕风险的妇女，需与医疗团队讨论生殖细胞保存的问题。由于女性生殖能力保存领域的研究进展迅速，生育问题将不再是延迟肿瘤初始治疗的原因。

化疗对胚胎具有潜在的致突变、致畸和致肿瘤作用，其影响大小取决于化疗药物的种类、剂量和孕周。妊娠合并妇科恶性肿瘤的处理是很棘手的问题，需要多学科团队合作处理。母亲的预后和胎儿的风险都应考虑到。早孕期间应避免化疗。有选择的用药，如铂类可相对安全的用于中孕和晚孕期，对胎儿的风险并不大。延期到孕 35 周分娩较好。但目前长期的随访资料有限，且无前瞻性研究结果。此外，化疗期间应避免母乳喂养。

第六节 其他不良反应

某些妇科恶性肿瘤化疗药物具有潜在的肾毒性，包括顺铂、异环磷酰胺、环磷酰胺和甲氨蝶呤。每疗程化疗前需检查肾功能，化疗前后应充分水化，以维持足够的尿量。若有指征,可用甘露醇利尿。认知功能障碍和疲劳感是化疗过程中及化疗后较常见的其他不良反应。

医务人员应接受化疗不良反应的评估及处理的教育和培训。对患者及其家属进行关于化疗急性和迟发不良反应的教育也是肿瘤治疗的重要部分。癌症的康复治疗从恶性肿瘤的诊断确立起,就应着手进行。

第六章

妇科肿瘤化疗常用药物毒性总结和评估

一、顺铂

顺铂是妇科肿瘤化疗中最常用的药物之一,其肾毒性显著,特别对于肾小管的损伤,在某种意义上来讲是不可逆的。从理论上讲,无限制应用顺铂会导致肾衰。目前对于顺铂的肾毒性没有好的检测方法,因为没有一种检查手段可以敏感地反映出肾小管受损程度。现在常用的检测手段按参考价值排列分别为肾血流图、肌酐清除率、血肌酐。但是由于目前化疗期间不可能很正规地检测肌酐清除率,所以,一般情况下血肌酐水平似乎比肌酐清除率更有参考价值。为了更好地检测肾功能,应该每 3 个月检查一次肾血流图,对于肾功能能够有个整体的评价,每个月均应该在化疗前检查血肌酐或肌酐清除率。GFR 或肌酐清除率 <60% 时化疗需要慎重。

二、异环磷酰胺

异环磷酰胺代谢产物丙烯醛具有膀胱刺激性,可导致膀胱黏膜出血从而发生出血性膀胱炎,使用异环磷酰胺化疗期间必须每天检查尿常规,特别需要注意尿红细胞变化。

三、蒽环类药物(多柔比星、表柔比星、表柔比星)

蒽环类药物对于心肌有影响,而且这种影响属于剂量限制性。一旦发生很难消退。心脏的检测方法主要是超声心动图,其绝对标准是左心室射血分数不应该低于60%。相对标准是和上次化疗相比左心室射血分数下降不超过20%。患者化疗期间的自我检测也非常重要,需注意活动后有无胸闷和心悸,出现时应及时行超声心动图检查。

四、紫杉醇

紫杉醇对心脏的传导系统有影响,主要表现房室传导阻滞、心律失常等,化疗期间进行心电监测。

五、博莱霉素和平阳霉素

博来霉素和平阳霉素用药期间最严重的不良反应是肺纤维化,且属于剂量限制性,发生后很难逆转。肺功能测定(主要是 CO 弥散功能)是检测肺纤维化最敏感和有效的方法。一般 CO 弥散功能不能低于70%,或者与上次相比较下降不超过20%。影像学检测肺纤维化不敏感,通常在肺纤维化导致 CO 弥散功能下降后2个月以上才能表现出来。此外,化疗期间应向患者宣教注意活动后有无气促和胸闷,出现时应检测肺功能并考虑停药。

第七章

妇科恶性肿瘤化疗药物反应的处理

第一节 概　　述

所有抗肿瘤药物在输注的过程中都有可能发生药物不良反应,可分为输液反应和过敏反应两类。输液反应的症状多属轻度(如潮热、皮疹)。过敏反应通常以更严重的症状为特征(如气促、一般荨麻疹/痒、血压改变等)。输液反应与过敏反应的症状有相似之处。另外,病人可以有严重的输液反应或轻微的过敏反应。

大多数药物不良反应都是轻微的症状,但是也会出现严重的不良反应。过敏性休克是一种十分罕见的严重过敏反应,可在使用铂类与紫杉烷药物时发生,能导致心血管衰竭,危及生命。药物反应可以在输注药物的过程,也可见于药物使用后,甚至见于输注结束后数天才发生,静脉与腹腔给药都可诱发药物反应。

治疗妇科肿瘤时,常见导致不良反应的药物包括卡铂、顺铂、多西紫杉醇、脂质体阿霉素、奥沙利铂及紫杉醇。使用紫杉醇类药物及生物类药物时,出现的不良反应主要和药物中含有蓖麻油类乳化剂有关,反应常出现在化疗的前几个疗程中(但是也可以出现在任何一次的化疗,不管之前接受过多少疗程的化疗）。铂类药物相关的不良反应本质上属于过敏反应，再次使用致敏药物即可诱发，很少见于初次化疗结束时（如原定总共 6 疗程的第 6 疗程）。

第二节　药物反应的预防

医务人员需要向患者及家属就发生药物反应的可能性及药物反应的症状、程度（输液反应或过敏反应）进行宣教。如果患者出现任何药物反应的症状或体征，需要立即与医生取得联系并汇报，尤其在患者离开医院后。

患者输注化疗药物过程中，医护人员需要对可能的药物反应进行准备，必须制定处理药物反应的标准流程图以应对严重反应，特别是紫杉醇。

为了保证患者在出现致命反应时得到及时诊治，化疗应当在有一定硬件设施的医院进行。化疗过程或化疗结束后短期内，患者如出现收缩压 <90mmHg，伴或不伴过敏反应的症状，必须肌内注射肾上腺素 0.3ml（1g/L）。如出现急性心跳呼吸骤停，必须立即行心肺复苏。

第三节　脱敏治疗和药物反应的处理

（一）总原则

脱敏治疗是指减少患者对变应原反应的一种治疗方法，常用于药物过敏反应，但也可以用于输液反应，可以考虑在有药物反应的病人中使用。需要注意的是，如果患者既往曾发生致命性不良反应，在后续治疗过程中应不再考虑使用诱发反应的药物。如果患者既往已有过敏史，除非在专科医院，在有脱敏经验的医生或变态反应专科医生的指导下方可考虑继续使用导致过敏的药物。

（二）输液反应的症状和处理

1. 症状　潮热、皮疹、发热、胸闷、轻度血压变化、背部疼痛、寒战。

2. 输液反应的处理方式　通常减慢输液速度可以减轻症状，停止输液可以快速缓解症状。但是，既往对卡铂、顺铂或奥沙利铂有轻度反应的患者，再次使用铂类可能出现更严重的反应。即使药物缓慢输注，也有这种风险。因此，可以考虑邀请过变态反应专科医师进行诊治。

3. 紫杉醇使用过程中出现的输液反应更常见（27%），脂质体阿霉素也可以导致轻度反应。

4. 如果既往对紫杉烷类有轻度输液反应（如潮热、皮疹、胸闷），在满足下列情况下可以考虑重新使用。患者、医生和护士都认可这个治疗方案；获得病人充分的知情同意；具有急救措施的设备。

5. 需要注意的是，再次使用紫杉烷类药物时输液速度必须缓慢，临床医生根据患者的耐受程度缓慢加快速度，但需注意缓慢输液并非脱敏治疗。

（三）过敏反应及处理

1. 症状　皮疹、水肿、气促、晕厥、胸痛、心动过速、荨麻疹、血压变化、恶心、呕吐、寒战及胃肠道功能紊乱。重症患者可能有以下症状，心脏症状、支气管痉挛、需要干预的血压变化以及濒死感。

2. 过敏反应的特点　停止输液或对症治疗后症状仍可持续存在；铂类的过敏反应更为常见（发生率16%），通常是轻度反应。

3. 发生过敏反应的高危人群包括在停药一段时间后再次用药；多次用药后或首次用药后再次用药；静脉给药而非口服及腹腔给药；有其他药物过敏史；既往曾出现过敏反应；既往出现过敏反应的处理。

4. 有铂类过敏史患者可以考虑向变态反应专科医师

(或有资格的医生或妇科肿瘤医师)咨询并行皮肤试验。尽管减慢输注铂类药物的速度,既往有轻度药物反应的患者可能发展为严重药物反应。对于铂类过敏患者,必须由有铂类脱敏治疗经验的专科医师进行脱敏治疗。

5. 如果某种药物曾导致患者出现危及生命的药物反应,除非在有脱敏经验的变态反应专科医师或者专家的指导下,否则不能再次使用。对于导致较为严重的反应如血压改变、呼吸困难、行动过速、广泛荨麻疹、缺氧的药物,在再次给药前接诊医师必须请变态反应专科会诊。如果适合再次用药,即使症状已经消失,患者必须在恢复化疗前进行脱敏。既往有药物反应的患者必须对每一种输注的药物进行脱敏。

(李 晶 谢庆生 谢晓飞)

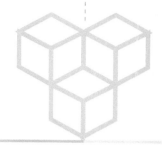

第二篇

卵巢恶性肿瘤的化疗

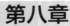

上皮性卵巢癌、输卵管癌和腹膜癌的化疗

第一节　初治上皮性卵巢癌、输卵管癌和腹膜癌的化疗

一、卵巢癌、输卵管癌和腹膜癌分期

本手册卵巢癌、输卵管癌和腹膜癌化疗指征依据 FIGO 2012 卵巢癌、输卵管癌和腹膜癌手术 - 病理分期制定，见表 2-1。

表 2-1　FIGO 卵巢癌、输卵管癌和腹膜癌手术 - 病理分期（2012 年）

FIGO 分期	
I期	肿瘤局限于卵巢 / 输卵管
IA	肿瘤局限于单侧卵巢 / 输卵管（肿瘤包膜完整）、卵巢或输卵管表面无肿瘤、腹水或腹腔冲洗液未发现癌细胞
IB	肿瘤局限于双侧卵巢 / 输卵管（肿瘤包膜完整）、卵巢或输卵管表面无肿瘤、腹水或腹腔冲洗液未发现癌细胞

FIGO 分期	
IC	肿瘤局限于单侧或双侧卵巢/输卵管,伴有以下情况
IC1	术中肿瘤破裂
IC2	术前肿瘤破裂或卵巢/输卵管表面受累
IC3	腹水或腹腔冲洗液发现癌细胞
II期	病变累及一侧或双侧卵巢或输卵管,伴盆腔转移(骨盆缘以下)或原发性腹膜癌
IIA	病变扩展或转移至子宫或输卵管或卵巢
IIB	病变扩展至其他盆腔组织
III期	病变累及一侧或双侧卵巢/输卵管或原发腹膜癌出现细胞学或组织学证实盆腔以外腹膜播散或腹膜后淋巴结转移
IIIA1	仅有腹膜后淋巴结转移(细胞学或组织学证实)
IIIA1(i)	转移淋巴结最大径线 ≤ 10mm
IIIA1(ii)	转移淋巴结最大径线 >10mm
IIIA2	镜下可见的盆腔外(超出盆腔缘)腹膜受侵,伴或不伴腹膜后淋巴结转移
IIIB	肉眼见盆腔外腹膜转移瘤最大径线 ≤ 2cm,伴或不伴腹膜后淋巴结转移
IIIC	肉眼见盆腔外腹膜转移瘤最大径线 >2cm,伴或不伴腹膜后淋巴结转移(包括肿瘤累及肝、脾包膜不伴器官实质受累)
IV期	远处转移(不包括腹膜转移)
IVA	胸水内发现癌细胞
IVB	脏器实质受累或肿瘤转移至腹腔外脏器(包括腹腔外淋巴结转移和腹股沟淋巴结转移)

对于儿童恶性卵巢生殖细胞肿瘤而言,儿科肿瘤学组分期(Pediatric oncology group staging)和儿童癌症学组分期(Children's Cancer Group staging)和 FIGO 分期有明显的差异,见表 2-2。

表 2-2　儿童卵巢恶性肿瘤分期(POG & CCG)

I期	病灶局限于卵巢,腹水或腹腔冲洗液未见恶性细胞(见到神经胶质成分不影响分期);临床、影像学或组织学未发现卵巢以外的病变,肿瘤标记物术后以半衰期衰减,迅速降至阴性
II期	镜下残留病灶或淋巴结阳性(<2cm);腹水或腹腔冲洗液未见恶性肿瘤细胞(见到神经胶质成分不影响分期);肿瘤标记物阳性或阴性
III期	肉眼可见残留病灶或仅行活检术;淋巴结阳性(直径>2cm),多个脏器受累(大网膜、肠管、膀胱);腹水或腹腔冲洗液可见恶性肿瘤细胞
IV期	远处转移,包括肝转移

二、初治上皮性卵巢癌、输卵管癌和腹膜癌化疗指征

(一)浆液性癌

(1) I期低级别:IA/IB 期可观察,IC 期可选择观察、化疗或内分泌治疗。

(2) I期高级别:所有患者均需化疗。

(3) II~IV期:所有患者均需化疗。

(二)子宫内膜样癌

(1) IA/IB 期、组织分级 G1 可观察。

(2) IA/IB 期、组织 G2 可选择观察或化疗。有研究表明,该类患者选择化疗可降低 26% 的死亡风险,但化疗对保留的卵巢有损伤,故建议保留生育功能者选择观察或内分泌治疗,做了全面分期手术的患者选择化疗或内分泌治疗。

(3) IA/IB 期、组织分级 G3 和所有IC 期可选择观察、

化疗或内分泌治疗。

（4）Ⅱ~Ⅳ期：所有患者均需化疗。G1 患者化疗结束后可选择观察或内分泌维持治疗；G2~3 患者内分泌治疗效果欠佳，化疗后可选择观察。

（三）癌肉瘤和透明细胞癌

所有患者均需要化疗。

（四）黏液性癌

（1）ⅠA/ⅠB 期可观察。

（2）ⅠC 期可观察或化疗。

（3）Ⅱ~Ⅳ期：所有患者均需化疗。

（五）交界性肿瘤

术后无残留病灶和病理无浸润性种植者不需要化疗。有残留病灶或有浸润性种植可随访或按低级别卵巢浆液性癌处理。

三、初治上皮性卵巢癌、输卵管癌和腹膜癌化疗方案

（一）初治上皮性卵巢癌、输卵管癌和腹膜癌一线化疗方案

Ⅰ期和Ⅳ期患者推荐采用静脉化疗方案，Ⅱ~Ⅲ期可选择静脉或静脉 - 腹腔化疗方案。

1. 紫杉醇 / 卡铂（TC 方案）静脉 3 周疗方案（NCCN 指南 1 级推荐）

药物名称	剂量	途径	用法
紫杉醇（taxol，paclitaxel）	$175mg/m^2$	ivdrip	第 1 天滴注至少 3 小时
卡铂（carboplatin）	AUC 5-6	ivdrip	第 1 天滴注至少 1 小时

应用该方案需要严格的预处理，化疗期间需要严密监测。

（1）预处理

用紫杉醇前 12 小时及 6 小时：口服地塞米松各 10mg；

用紫杉醇前 30 分钟，苯海拉明 50mg，im；

用紫杉醇前 30 分钟，西咪替丁 300mg，iv；

如果没有西咪替丁，可用雷尼替丁 100mg 缓慢静脉注射（超过 2 分钟）。

（2）**具体用法**

紫杉醇 $175mg/m^2$

紫杉醇 30mg + 0.9%NaCl 100ml，ivdrip，30 分钟；

紫杉醇 余量 + 0.9%NaCl 500ml，ivdrip，2.5 小时；

卡铂（AUC 5-6）+5% GS 500ml，ivdrip，1 小时。

（3）**监测**

● 使用紫杉醇全程进行心电监护。

● 如果没有心电监护条件，则化疗第 1 小时每 15 分钟测血压、脉搏一次，此后每半小时测量一次至用药结束 2 个小时。

（4）**注意事项**

● 该方案通过经过漫长的临床试验确定，是上皮性卵巢癌、输卵管癌和腹膜癌静脉化疗的"金标准"。支持该方案的主要临床试验有：GOG111、GOG132、GOG158 和 GOG182。

● 使用该方案一定需要进行正规的预处理。预处理的目的是减少紫杉醇过敏事件的发生率。过敏和紫杉醇制备过程中使用蓖麻油有关，主要出现在用药后 5 分钟内。过敏反应主要表现为血压降低、呼吸困难（气管痉挛）和皮疹（荨麻疹）。绝大部分患者用药过程中会出现颜面潮红，该反应多由紫杉醇中的酒精导致，患者出现此反应时多不会出现血压降低。

● 与其他种类的糖皮质激素相比，地塞米松具有以下优势：抗休克作用更为显著且无需肝代谢、不加重患者的水肿和电解质紊乱、经济。在相关临床研究和紫杉醇药物说明书中，均推荐使用地塞米松，不推荐使用其他糖皮质激素类药物。在 NCCN 指南和国外其他文献推荐中，地塞米松的剂量为两次 20mg 口服。经过多年摸索，我们发现对于中国患者来讲，把地塞米松剂量降至每次 10mg 是安全的，该剂量已成为笔者科室的常规。

- 苯海拉明不会与紫杉醇产生相互作用，且不掩盖顺铂的神经毒性（尤其是耳毒性），因此，不建议使用其他药物代替苯海拉明。

- 西咪替丁和雷尼替丁的用药目的在于通过两种药物 H_2 受体阻滞剂的机制预防过敏反应，因此，不推荐使用 PPI 或其他抑制胃酸分泌的药物代替。

- 用药顺序是一定要先用紫杉醇，然后再用铂。

- 由于紫杉醇容易发生过敏且价格较贵，可以先给小剂量观察有无过敏，患者可以接受时再配置剩余的其他药量注入。

- 化疗期间患者有不良反应，不必马上完全停掉化疗。可以试着先减慢化疗药物滴注速度，如果情况好转，可以继续应用。

- 注意末梢神经炎情况和心电图的变化。

- 间隔 3 周。

2. **紫杉醇 / 顺铂静脉 - 腹腔化疗方案**（NCCN 指南 1 级推荐）

药物名称	剂量	途径	用法
紫杉醇	135mg/m²	ivdrip	第 1 天滴注 24 小时或 3 小时
顺铂（cisplatin）	75~100mg/m²	腹腔	第 2 天腹腔滴注
紫杉醇	60mg/m²	腹腔	第 8 天腹腔滴注

本方案预处理和监测与注意事项和 TC 方案相同,参阅第二篇 / 第八章 / 第一节"初治上皮性卵巢癌、输卵管癌和腹膜癌一线化疗方案":TC 方案(紫杉醇 / 卡铂)3 周疗方案。其他注意事项如下。

● 该方案来自 GOG 172 研究,研究结果显示,对于接受满意细胞减灭术的Ⅲ期卵巢癌、输卵管癌和腹膜癌患者,该方案与传统 TC 3 周疗方案相比,可改善患者的预后。其他的腹腔化疗试验有 GOG 104 和 GOG 114,均显示腹腔化疗疗效优于静脉化疗但毒性较大。

● 该方案自第 1 天使用紫杉醇算起,3 周为 1 疗程,推荐 6 疗程。

● 使用顺铂时要注意止呕和水化,由于顺铂为强致呕剂,建议使用 5-HT 阻滞剂。推荐使用中长效制剂,相关临床研究中使用帕罗诺司琼 + 地塞米松 +NK-1 受体阻滞剂(止敏吐)联合止呕方案,睡前 0.9%NaCl 100ml+ 胃复安(甲氧氯普胺)10mg+ 安定(地西泮)10mg 快速静脉滴注改善睡眠,有助于减缓恶心症状。水化以使用顺铂当天和用药后第二天最重要,每日静脉补液量至少需要 1500ml 以上,如果患者胃纳差、呕吐严重,需要结合患者的年龄、心脏功能增加液体补充量。

● 有研究显示,使用顺铂的同时给予呋塞米会增加顺铂的肾小管毒性,因此,减少肾毒性应以增加血容量为主,建议增加静脉补液量。

● 硫代硫酸钠可减轻顺铂的肾脏毒性作用,静脉单次给药剂量为 0.5~1g。

● 卡铂也可以用于腹腔化疗。《NCCN 卵巢癌、输卵管癌和腹膜癌诊疗指南 2018 版》中指出,对于接受间歇性细胞减灭术(IDS)的患者,术后也可使用卡铂进行腹腔化疗,可将本方案中的顺铂换为卡铂(AUC 6),给药时间为第 1 天在紫杉醇用药结束后,这一方案以摘要方式在 2016 年

Journal of clinical oncology，34 中发表。

3. 剂量密集型卡铂 3 周疗 / 紫杉醇周疗静脉化疗方案
（NCCN 指南 1 级推荐）

周	紫杉醇 80mg/m^2	卡铂 AUC5-6
1	+	+
2	+	−
3	+	−
4	+	+
5	+	−
6	+	−

本方案监测与注意事项和 TC 方案相同，参阅第二篇 /
第八章 / 第一节 "初治上皮性卵巢癌、输卵管癌和腹膜癌一
线化疗方案"：TC 方案（紫杉醇 / 卡铂）3 周疗方案。

（1）**预处理**：紫杉醇前半小时地塞米松 8~10mg，iv；苯
海拉明和西咪替丁用法与 TC 方案相同。

（2）**具体方法**：紫杉醇 80mg/m^2 + 0.9% NaCl 100ml，
ivdrip，60 分钟；卡铂（AUC 5-6）+ 5% GS 500ml，ivdrip，60 分钟。

（3）**周疗注意事项**

● 该方案来自日本学者开展的 JGOG 3016 研究，研究
结果显示，该方案效果优于 TC 3 周疗。但是最近 ICON 8
和 GOG 252 试验有不同的结论，即周疗疗效与 3 周疗无异。

● 注意紫杉醇为每周应用，而卡铂为第 1、第 4 周应用。

● 从第 1 周到第 3 周为 1 个疗程，推荐共 6 疗程。

● 一定要按时化疗。为确保及时化疗，可降低单用紫
杉醇化疗开始的血常规要求，单用紫杉醇前中性粒细胞数
$\geq 0.5 \times 10^9$/L、血小板$\geq 50 \times 10^9$/L 即可。推迟化疗最好不
要超过 3 周。

● 出现如下任何一种情况时需卡铂减量：发生中性粒

细胞减少性发热、中性粒细胞数 <0.5×10^9/L 持续时间超过 7 天、血小板 <10×10^9/L、血小板 $10 \sim 50 \times 10^9$/L 且伴有出血倾向、骨髓毒性导致化疗延迟时间达到 1 周。发生 2 度以上周围神经毒性反应时需紫杉醇减量。

● 由于周疗需每周进行，激素用量将较大，而 JGOG3016 中也未明确给出糖皮质激素具体用法，因此，可化疗前半小时给一次地塞米松即可。

4. 低剂量紫杉醇/卡铂周疗方案（NCCN 指南 1 级推荐）

周	紫杉醇 60mg/m^2	卡铂 AUC 2
1	+	+
2	+	+
3	+	+
4	+	+
......	+	+
18	+	+

（1）**预处理**：用紫杉醇前半小时地塞米松 8~10mg，iv；苯海拉明和西咪替丁用法和 TC 方案相同。

（2）**具体方法**：紫杉醇 60mg/m^2 + 0.9% NaCl 100ml，ivdrip，60 分钟；卡铂（AUC 2）+5% GS 250ml，ivdrip，30 分钟。

（3）**监测**：和 TC 方案相同。

（4）**注意事项**

● 该方案来自欧洲学者开展的 MITO-7 研究。研究结果显示，该方案改善预后的效果与 TC 3 周疗方案相似。

● 该方案对生活质量影响较小、患者耐受性好，推荐年龄≥70 岁和有合并症的患者使用。

● 注意紫杉醇和卡铂均为每周应用。每周为 1 个疗程，共 18 个疗程。

● 一定要按时化疗。可降低血常规要求以确保化疗及时进行,化疗前白细胞总数 $\geqslant 3.0 \times 10^9$/L、中性粒细胞数 $\geqslant 1.0 \times 10^9$/L、血小板 $\geqslant 75 \times 10^9$/L 即可。

● 出现如下任何一种情况时,卡铂和紫杉醇可减量 20%:发生中性粒细胞减少性发热、中性粒细胞数 $<0.5 \times 10^9$/L 持续 7 天、血小板 $<50 \times 10^9$/L 持续 7 天。发生 2 度以上周围神经毒性反应时,紫杉醇可减量 25%。

● 由于周疗需每周进行,激素用量将较大,而 MITO-7 中也未明确给出糖皮质激素具体用法,因此,可化疗前半小时给一次地塞米松即可。

● 其他注意事项参阅"第二篇 / 第八章 / 第一节""初治上皮性卵巢癌、输卵管癌和腹膜癌一线化疗方案":TC 方案(紫杉醇 / 卡铂)3 周疗方案。

5. 多烯紫杉醇 / 卡铂(DC)3 周疗方案(NCCN 指南 1 级推荐)

周次	多烯紫杉醇(docetaxel)60~75mg/m^2	卡铂 AUC 5-6
1	+	+
2	–	–
3	–	–

(1) **预处理**:地塞米松 8mg,口服,每天两次,多烯紫杉醇给药前共服 3 天。

(2) **具体用法**:多烯紫杉醇 60~75mg/m^2 +0.9% NaCl(或 5%GS)250ml,ivdrip,60 分钟;卡铂 AUC 5-6 + 5% GS 500ml,ivdrip,60 分钟。

(3) **注意事项**

● 该研究来自苏格兰妇科肿瘤协作组开展的临床研究。治疗效果与 TC 3 周疗方案相似。

● 每 3 周为 1 个周期,推荐 6 周期。

● 注意使用多烯紫杉醇时地塞米松的使用方法与使用

紫杉醇不同,由于原始研究和药物说明书中均推荐 3 天地塞米松方案,在有明确证据支持减量时前,缩短用药时间和减少用药量需要慎重。

● 与紫杉醇相比,多烯紫杉醇导致的神经毒性反应发生率和严重程度显著降低,但骨髓毒性显著增加。

● 推荐用于紫杉醇过敏、有神经系统合并症和糖尿病患者。

6. 脂质体多柔比星 / 卡铂(AC)4 周疗方案(NCCN 指南 2A 级推荐)

周次	脂质体多柔比星(pegylated liposomal doxorubicin)	卡铂
1	+	+
2	−	−
3	−	−
4	−	−

(1) 具体方法:脂质体多柔比星 $30mg/m^2$ + 5 % GS 250ml,ivdrip,60 分钟;卡铂(AUC 5)+5 % GS 500ml,ivdrip,60 分钟。

(2) 注意事项

● 该方案来自欧洲学者开展的 MITO-2 研究。研究结果显示,该方案改善预后的效果与 TC 3 周疗方案相似。需要注意的是,MITO-2 周推荐的疗程间隔为 3 周疗,而 NCCN 指南推荐为 4 周疗。推荐共 6 个疗程。

● 推荐用于紫杉醇过敏、有神经系统合并症和糖尿病以及对脱发有强烈顾虑的患者。

● 该方案导致的神经毒性和脱发发生率显著减少,但骨髓毒性较 TC 3 周疗方案严重。

● 当白细胞总数 $\geqslant 3.0 \times 10^9/L$、中性粒细胞数 $\geqslant 1.5 \times 10^9/L$、血小板 $\geqslant 100 \times 10^9/L$ 即可开始化疗。

- 出现如下任何一种情况时,卡铂和脂质体多柔比星可减量 20%:中性粒细胞数 $<0.5 \times 10^9/L$ 持续 7 天、血小板 $<50 \times 10^9/L$ 持续 7 天。肌酐清除率 <60ml 时,卡铂用量可减少至 AUC 4。

- 多柔比星具有组织刺激性,药物外渗可导致组织严重坏死,因此,绝对禁止药物肌内注射和皮下注射。此外,在使用脂质体多柔比星前应先冲管,确定静脉通道畅通。一旦发生外渗,患者可感到刺痛或出现红斑,应立刻拔出针头并局部冰敷。

- 护士处理脂质体多柔比星制剂时,应戴手套,如果皮肤直接与药物接触应立即用肥皂水清洗。

- 手掌 - 足底红斑性感觉迟钝(也称为手足综合征)是脂质体多柔比星较特异的不良反应。一般在用药 6 周后出现,伴有疼痛,多数患者可在 2 周内自行缓解,使用糖皮质激素可减轻症状。

- 多柔比星具有心脏毒性,因此,使用前应注意评估心脏功能,用药时应全程心电监测。患者有心力衰竭病史时,应慎用该药。该药的心脏毒性具有累积性,当用药剂量达到 $450mg/m^2$ 时,心脏毒性反应显著增加。每次使用脂质体多柔比星均应行心电图检查。早期心脏毒性表现包括 T 波平坦、S-T 段压低和心律失常,一旦出现 QRS 复合波减少,则是心脏毒性的重要表现,需及时停药。

- 右雷佐生(右丙亚胺)是 FDA 批准的唯一可缓解蒽环类药物心脏毒性的药物。使用多柔比星时,右丙亚胺 / 右雷佐生的用药剂量为多柔比星的 10 倍。由于脂质体多柔比星的心脏毒性较非脂质体多柔比星显著减轻,因此,辅助使用解毒药的必要性不大。

7. 含有贝伐单抗的化疗方案(NCCN 指南 2B 级推荐)
方案 A:ICON-7 中使用的方案。
紫杉醇 $175mg/m^2$ + 卡铂(AUC 5-6)+ 贝伐单抗(bevacizumab,

avastin）7.5mg/kg。停化疗后继续贝伐单抗维持治疗 12 周期。

方案 B：GOG 218 中使用方案。

紫杉醇 175mg/m^2 + 卡铂（AUC 5-6）+ 贝伐单抗 15mg/kg。停化疗后继续贝伐单抗维持治疗 22 周期。

（1）具体用法

ICON-7：

紫杉醇 30mg +0.9% NaCl 100ml，ivdrip，30 分钟；

紫杉醇 余量 +0.9% NaCl 500ml，ivdrip，2.5 小时；

卡铂（AUC 5-6）+5% GS 500ml，ivdrip，1 小时；

贝伐单抗 7.5mg/kg+0.9% NaCl 100ml，ivdrip，30~90 分钟。

间隔 3 周，5~6 疗程后停紫杉醇和卡铂，继续使用贝伐单抗 7.5mg/kg，每次间隔 3 周，共 12 周期。

GOG 218：

紫杉醇 30mg + 0.9% NaCl 100ml，ivdrip，30 分钟；

紫杉醇 余量 + 0.9% NaCl 500ml，ivdrip，2.5 小时；

卡铂（AUC 6）+5% GS 500ml，ivdrip，1 小时；

贝伐单抗 15mg/kg+0.9%NaCl 100ml，ivdrip，30~90 分钟用完，从第 2 周期开始使用紫杉醇和卡铂当天给药，每 3 周给药 1 次，共 22 周期。

（2）注意事项

● 用药顺序：紫杉醇 - 卡铂 - 贝伐单抗，均为第一天给药。

● 使用贝伐单抗只能延长患者的无进展生存期，不延长总生存期。

● 作为一线治疗方案，支持使用该方案的推荐等级仅为 2B。

● 贝伐单抗应在伤口完全愈合后使用，手术后 28 天内不应使用该药。

● 因会增加手术并发症，含贝伐单抗方案用于新辅助化疗要慎重,在间歇性肿瘤细胞减灭术前至少需停药 6 周以上。

● 贝伐单抗对于控制腹水具有较好的效果。

● 如果仅在化疗期间使用贝伐单抗,停化疗药后不进行维持治疗,则无治疗意义。

● 用药时可能发生的严重并发症包括消化道穿孔、出血、高血压、肾病综合征、充血性心力衰竭,这些并发症可以为致死性。

● 使用贝伐单抗期间和用药后应常规监测血压、尿常规,应特别重视尿常规中尿蛋白的变化情况。当随机尿检发现尿蛋白≥2+ 时,应做 24 小时尿蛋白定量。

● 首次使用贝伐单抗时,给药时间应至少为 90 分钟,患者耐受后,第二次可缩短为 60 分钟,耐受性好时,以后可维持在 30 分钟以上。

● 不可使用糖溶液溶解贝伐单抗。

(二)初治卵巢癌肉瘤一线化疗方案

1. 以上推荐的所有"初治上皮性卵巢癌、输卵管癌和腹膜癌一线化疗方案"均可用于卵巢癌肉瘤的化疗(2A 级推荐)。

2. 卡铂/异环磷酰胺(CI)静脉 3 周疗方案(2A 级推荐)

药物名称	剂量	途径	时间
异环磷酰胺(ifosfamide)	3000mg/m^2	ivdrip	第 1 天
卡铂	AUC 5	ivdrip	第 1 天

(1) **具体用法**

异环磷酰胺 3000mg/m^2+5 % GS 或 0.9% NaCl 500ml,ivdrip,维持 2 小时;

卡铂(AUC 5)+5% GS 500ml,ivdrip,60 分钟

美司钠(巯乙磺酸钠):在使用异环磷酰胺给药前 15 分钟、给药后 4 小时和 8 小时给药;剂量为异环磷酰胺使用剂

量的 20%；给药方法为静脉推注。

(2) **监测**：异环磷酰胺具有膀胱毒性，用药期间需要水化（每日补充液体最少 2000ml）并监测尿量。

(3) **注意事项**

● 该方案借鉴自子宫癌肉瘤的研究，出处为 *Anticancer Research*，2015，*Sepetember*，35。

● 使用该方案必须使用美司钠解毒，否则出血性膀胱炎的发生率极高。

● 该方案从第 1 天开始算起，每 3 周为 1 疗程，推荐 4~6 疗程。

3. 顺铂/异环磷酰胺(PI)静脉 3 周疗方案(2A 级推荐)

给药时间	顺铂 20mg/m^2	异环磷酰胺 1500mg/m^2
第 1 天	+	+
第 2 天	+	+
第 3 天	+	+
第 4 天	+	+
第 5 天	+	+

(1) **具体用法**

顺铂 20mg/m^2 +0.9% NaCl 500ml ivdrip，第 1~5 天；

异环磷酰胺 1500mg/m^2 +0.9% NaCl 或 5% GS 250ml ivdrip，1 小时，第 1~5 天；

美司钠：在使用异环磷酰胺给药前 15 分钟、给药后 4 小时和 8 小时给药；剂量为异环磷酰胺使用剂量的 20%；给药方法为静脉推注。

(2) **监测见第二篇/第八章/第一节"初治卵巢癌肉瘤一线化疗方案"**：卡铂/异环磷酰胺(CI)静脉 3 周疗方案。

(3) **注意事项**

● 该方案借鉴自子宫癌肉瘤的 GOG Ⅲ期 RCT 研究，出

处为 *Gynecologic Oncology*, 2000, *November*, 79。根据该研究，单用异环磷酰胺的缓解率为 36%，双药的缓解率为 54%。

● 使用该方案必须使用美司钠解毒，否则出血性膀胱炎的发生率极高。

● 患者在化疗前如果有接受过盆腔放疗，异环磷酰胺的使用剂量需要降低为 1200mg/m²。

● 该方案从第 1 天开始算起，每 3 周为 1 疗程，推荐 8 疗程。

● NCCN 指南报道用于卵巢癌肉瘤的顺铂 + 异环磷酰胺方案还包括：①顺铂 20mg/m² 连续 4 天 + 异环磷酰胺 1500mg/m² 连续 4 天，从第 1 天开始计算，3 周疗，推荐 6 疗程。②顺铂 40mg/m²，第 1 天给药 + 异环磷酰胺 1200mg/m² 连续 4 天，从第 1 天开始计算，4 周疗，推荐 6 疗程。两方案注意事项同上。

4. 紫杉醇 / 异环磷酰胺(TI)静脉 3 周疗方案(2B 级推荐)

给药时间	紫杉醇 135mg/m²	异环磷酰胺 1600mg/m²
第 1 天	+	+
第 2 天	−	+
第 3 天	−	+

(1) 紫杉醇预处理见第二篇 / 第八章 / 第一节"初治上皮性卵巢癌、输卵管癌和腹膜癌一线化疗方案"：TC 方案(紫杉醇 / 卡铂)3 周疗方案。

(2) 具体用法

紫杉醇 135mg/m²

　紫杉醇 30mg +0.9% NaCl 100ml, ivdrip, 30 分钟；

　紫杉醇 余量 +0.9% NaCl 500ml, ivdrip, 2.5 小时；

异环磷酰胺 1600mg/m² +0.9% NaCl 或 5% GS 250ml ivdrip, 1 小时；

美司钠:在使用异环磷酰胺给药前 15 分钟,给药后 4 小时和 8 小时给药;剂量为异环磷酰胺使用剂量的 20%;给药方法为静脉推注。

(3) 监测见第二篇 / 第八章 / 第一节"初治上皮性卵巢癌、输卵管癌和腹膜癌一线化疗方案":TC 方案(紫杉醇 / 卡铂)3 周疗方案和第二篇 / 第一章 / 第一节"初治卵巢癌肉瘤一线化疗方案":卡铂 / 异环磷酰胺(CI)静脉 3 周疗方案。

(4) 注意事项

● 该方案借鉴自子宫癌肉瘤的 GOG Ⅲ期 RCT 研究,出处为 *Journal of Clinical Oncology*,2007,February,10。根据该研究,单用异环磷酰胺的缓解率为 29%、双药的缓解率为 45%。该方案是子宫癌肉瘤的一线化疗方案,NCCN 指南推荐等级为 1 级。

● 使用该方案必须使用美司钠解毒,否则出血性膀胱炎的发生率极高。

● 患者在化疗前如果有接受过盆腔放疗,异环磷酰胺的使用剂量需要降低为 $1200mg/m^2$。

● 该方案从第 1 天开始算起,每 3 周为 1 疗程,推荐 8 疗程。

● 该方案的毒性反应较为明显,紫杉醇最低剂量为 $135mg/m^2$、异环磷酰胺每次可减量 $400mg/m^2$。

● 化疗结束后第 4 天开始,建议常规使用粒细胞刺激因子改善血常规,如惠尔血 $5\mu g/(kg\cdot d)$。中性粒细胞数 $\geqslant 1.5\times10^9/L$、血小板 $\geqslant 100\times10^9/L$ 方可开始化疗。

● 先使用紫杉醇后使用异环磷酰胺。

● 一定进行规范的紫杉醇预处理。其他注意事项参阅第二篇 / 第八章 / 第一节"初治上皮性卵巢癌、输卵管癌和腹膜癌一线化疗方案":TC 方案(紫杉醇 / 卡铂)3 周疗方案。

（三）初治黏液性卵巢癌、输卵管癌和腹膜癌化疗方案

1. 以上推荐的所有"初治上皮性卵巢癌、输卵管癌和腹膜癌一线化疗方案"均可用于卵巢黏液性癌的化疗（2A级推荐）。

2. 5-氟尿嘧啶(5-Fu)/奥沙利铂(oxaliplatin)(mFOLFOX6)静脉2周疗方案（2A级推荐）

给药时间	奥沙利铂	5-Fu	亚叶酸钙
第1天	+	+	+
第2天	−	+	−
第3天	−	+	−

（1）具体用法

奥沙利铂 85mg/m^2 + 5% GS 500ml ivdrip 2 小时，第 1 天给药；

亚叶酸钙 400mg/m^2 + 0.9% NaCl 500ml ivdrip 2 小时，第 1 天给药；

5-Fu 400mg/m^2 iv，第 1 天给药；

5-Fu 1200mg/m^2 ivdrip，第 1 天在 5-Fu 静推后给药；

5-Fu 1200mg/m^2 ivdrip，第 2 天给药。

（2）注意事项

● 该方案借鉴自胃肠外科肠癌治疗。

● 从给药第 1 天开始算起，2 周为 1 疗程，推荐共 12 疗程。

● 由于使用了大剂量 5-Fu，该药属于叶酸拮抗剂，使用此方案时需要使用亚叶酸钙拮抗毒性反应。

● 化疗第 1 天开始静脉滴注亚叶酸钙，用药一半时，开始推注第 1 天的 5-Fu。

● 5-Fu 用法为持续 48 小时静脉点滴，需用微量泵泵入。

● 奥沙利铂不能用氯化钠进行配伍,推荐使用 5% 葡萄糖。

● 奥沙利铂的不良反应多为骨髓抑制、消化道反应和神经毒性,5-Fu 不良反应多为消化道反应。

● 5-Fu 导致伪膜性肠炎时,患者发生败血症的风险极大,需要嘱咐患者注意胃肠道反应和大便情况,有异常时及时就诊。

● 奥沙利铂所致的神经毒性发生率达 85%~95%,可伴有痛性痉挛。在治疗间歇期,症状通常会减轻,遇到寒冷刺激症状会加重。该毒性反应具有剂量累积性,随着治疗周期的增加,症状会逐渐加重。

3. **卡培他滨(capecitabine)(希罗达)/ 奥沙利铂(capeOX) 静脉 3 周疗方案(2A 级推荐)**

给药时间	奥沙利铂	卡培他滨
第 1 天	+	+
第 2 天	–	+
第 3 天	–	+
......	–	+
第 14 天	–	+
第 15~21 天	–	–

(1) **具体用法**:奥沙利铂 130mg/m^2 + 5%GS 500ml,ivdrip,2 小时,第 1 天给药;

卡培他滨(希罗达)单次剂量 1000mg/m^2 口服,每天两次,第 1~14 天;

使用卡培他滨时,需要同时使用维生素 B6 以改善手足综合征的症状,每日可给予 50~150mg。

(2) **注意事项**

● 该方案借鉴自胃肠外科肠癌化疗方案。

- 第 1~2 周用药,第 3 周休息,第 1~3 周算 1 疗程。推荐 8 疗程。

- 卡培他滨本身无细胞毒性,但可转化为具有细胞毒性的 5-Fu。

- 使用卡培他滨时,50% 的患者会出现腹泻,对发生脱水的严重腹泻者应严密监测并给予补液治疗。每日腹泻 4~6 次或有夜间腹泻者为 2 级腹泻,每日腹泻 7~9 次或大便失禁和吸收障碍者为 3 级腹泻,每日腹泻 10 次以上或者有肉眼血便和需静脉补液者为 4 级腹泻。如发生 2、3 或 4 级腹泻,则应停用卡培他滨,直到腹泻停止或腹泻次数减少到 1 级时再恢复使用。3 级或 4 级腹泻后再使用卡培他滨时应减少用量。

- 使用卡培他滨时,50% 的患者会出现手足综合征,但多为 1~2 级,3 级综合征者不多见。多数不良反应可以消失,但需要暂时停止用药或减少用量,无须长期停止治疗。使用维生素 B_6 可改善手足综合征的症状。

(四) 初治卵巢透明细胞癌化疗方案

以上推荐的所有"初治上皮性卵巢癌、输卵管癌和腹膜癌一线化疗方案"均可用于卵巢透明细胞癌的化疗(2A 级推荐)。但卵巢透明细胞癌对化疗不敏感,应多考虑选择适当的患者辅助放疗。化疗方案除了可以选择"初治上皮性卵巢癌、输卵管癌和腹膜癌一线化疗方案"外,以下介绍的方案可以做替代方案。

1. 伊立替康 / 顺铂静脉 4 周疗

	伊立替康	顺铂
第 1 天	+	+
第 8 天	+	−
第 15 天	+	−
第 21 天	−	−

（1）**具体用法：**伊立替康 60mg/m² + 0.9% NaCl 或 5% GS 250ml ivdrip，60 分钟，第 1、8、15 天；顺铂 60mg/m² + 0.9% NaCl 500ml ivdrip，60 分钟，第 1 天。

（2）**注意事项**

● 卵巢透明细胞癌具有明显的地域性，欧美国家卵巢癌患者中该类型患者占 10%，而亚洲特别是日本患者中，该病例类型所占比例较高，日本卵巢癌患者中该病患者占 24%。因此，多数针对该病理类型的研究由日本学者开展。

● 本方案来自日本妇科肿瘤学组，代号 JGOG3017，该研究的目的是评价伊立替康联合顺铂可否代替紫杉醇联合铂类方案，成为卵巢透明细胞癌初治的一线化疗方案。该研究发表于 *Journal of clinical oncology 2016. Aug*。遗憾的是，该研究结果显示，两种方案疗效相仿。

● 伊立替康对于透明细胞癌的治疗具有独特的优势，体外研究发现，该药可与顺铂产生协同效应，是目前在日本最为流行的治疗卵巢透明细胞癌的药物。单药使用伊立替康治疗铂/紫杉醇耐药性复发性透明细胞癌的缓解率可达到 29%，因此，日本学者提出来了一系列针对透明细胞癌且包括伊立替康的化疗方案。

● 该方案为 4 周疗，第 1、2、3 周给药，第 4 周休息，第 5 周开始继续下一疗程。

● 该方案用药期间最常见的不良反应和紫杉醇/卡铂方案迥异，最常见的不良反应为胃纳减退、腹泻、恶心、呕吐。

● 伊立替康是拓扑异构酶I抑制剂，具有部分细胞周期特异性，因此，建议先用伊立替康后用顺铂。

● 伊立替康静脉用药时只能滴注，不可推注，且给药时间需要严格控制在 30~90 分钟，不可缩短也不可延长。

● 迟发性腹泻是伊立替康较为特殊的不良反应，由于具有致死性，因此，需要格外重视。患者出院前需要特别进行宣教。

● 静脉滴注伊立替康后,发生首次稀便的中位时间是第 5 天,一旦发生应马上通知医生并立即开始适当的治疗。既往接受过盆腹腔放疗、白细胞升高的患者,其腹泻的危险性增加。如果治疗不当,可能危及生命,尤其对于合并中性粒细胞减少症的患者。患者出院后出现第一次稀便时就需开始饮用大量含电解质的饮料(口服补液盐)并马上开始抗腹泻治疗。

● 顺铂给药期间需要止吐、水化。

2. 其他伊立替康 / 顺铂方案

方案 A:

伊立替康 22.5mg/m^2 + 0.9% NaCl 或 5% GS 100ml,ivdrip,30 分钟,连续 5 天;

顺铂 10mg/m^2 + 0.9% NaCl 250ml,ivdrip,连续 5 天。

4 周疗。

方案 B:

伊立替康 40~60mg/m^2 +0.9% NaCl 或 5% GS 250ml,ivdrip,60 分钟,第 1、8、15 天;

顺铂 50~60mg/m^2 + 0.9% NaCl 500ml,ivdrip,60 分钟,第 1 天。

本方案第 1、2、3 周给药,第 4 周休息,为 4 周疗,第 5 周开始下一疗程。

方案 C:

伊立替康 40~60mg/m^2 + 0.9% NaCl 或 5% GS 250ml,ivdrip,60 分钟,第 1、8、15 天;

奈达铂 60mg/m^2 + 0.9% NaCl 500ml,ivdrip,第 1 天。

本方案第 1、2、3 周给药,第 4 周休息,为 4 周疗,第 5 周开始下一疗程。

方案 D:

伊立替康 40-60mg/m^2 + 0.9% NaCl 或 5% GS 250ml,ivdrip,

60 分钟,第 1、8、15 天;

卡铂 AUC 5 + 5%GS 500ml ivdrip,第 1 天。

本方案第 1、2、3 周给药,第 4 周休息,为 4 周疗。

【注意事项】

● 上述 4 个方案均由日本学者提出,发表于 *Mol Clin Oncol. 2017 Jul*。总体缓解率为 14%。

● 由于伊立替康可与铂,特别是顺铂产生协同效应,能够部分逆转卵巢透明细胞癌的耐药性,因此,即便对于耐药性复发的透明细胞癌患者,仍可考虑使用。

● 每周使用伊立替康时,腹泻的发生率低于连用 5 天方案。但总体上,上述 4 个方案效果相仿。

● 奈达铂由日本学者研发,给药时需要水化,用药当天补液量至少需要达到 1000ml。

● 推荐使用 0.9% NaCl 和奈达铂进行配伍,输液过程中需要注意保持静脉通道通畅,该药具有组织刺激性,外渗会导致较为严重的局部反应。

● 其他注意事项见第二篇 / 第八章 / 第一节"初治卵巢透明细胞癌化疗方案":伊立替康 / 顺铂静脉 4 周疗方案。

3. **吉西他滨 / 伊立替康静脉 3 周疗方案**

(1) **具体用法**:伊立替康 100mg/m^2 + 0.9% NaCl 或 5% GS 500ml,ivdrip,90 分钟,第 1 天;吉西他滨 1000mg/m^2 + 0.9% NaCl 100ml,ivdrip,30 分钟,第 1 天、第 8 天。

3 周疗。

(2) **注意事项**

● 本方案由日本学者提出,主要针对铂 / 紫杉醇耐药性复发的卵巢透明细胞癌患者,该研究发表于 *Cancer Chemotherapy and Pharmacology 2017. 80*。用药后的客观缓解率为 20%。

● 体外实验发现吉西他滨和伊立替康对于卵巢癌细胞具有协同效应。

● 其他注意事项见第一篇 / 第八章 / 第一节"初治卵巢透明细胞癌化疗方案":伊立替康 / 顺铂静脉 4 周疗方案。

第二节　复发性上皮性卵巢癌、输卵管癌和腹膜癌的化疗

一、复发性卵巢癌、输卵管癌和腹膜癌推荐化疗方案总览(推荐等级均为 2A 级)

化疗方案(按字母排列)		靶向治疗
铂敏感复发	铂耐药复发	单药
卡铂 / 吉西他滨	多烯紫杉醇	贝伐单抗
卡铂 / 吉西他滨 / 贝伐单抗	紫杉醇	奥拉帕利
卡铂 / 脂质体多柔比星	口服依托泊苷	卢卡帕尼
卡铂 / 紫杉醇	吉西他滨	
卡铂 / 紫杉醇 / 贝伐单抗	脂质体多柔比星	
卡铂 / 周疗紫杉醇	脂质体多柔比星 / 贝伐单抗	
卡铂 / 多烯紫杉醇	紫杉醇周疗 ± 帕唑帕尼	
卡铂 / 白蛋白紫杉醇	紫杉醇周疗 / 贝伐单抗	
顺铂 / 吉西他滨	拓扑替康	
顺铂 / 吉西他滨 / 贝伐单抗	拓扑替康 / 贝伐单抗	

二、铂敏感性复发卵巢癌、输卵管癌和腹膜癌的化疗

对于铂敏感性复发患者,推荐使用含铂联合方案进行化疗,一般为 6 疗程,疗程数也可根据患者对化疗的反应进行调整,首选化疗方案包括卡铂 / 紫杉醇、卡铂 / 脂质体多柔比星(1 级证据),对紫杉醇过敏患者可选用白蛋白紫杉醇。与单药用铂相比,联合用药可以改善患者的预后,如果患者无法耐受联合方案,首选卡铂或顺铂单药方案(1 级

证据)。

有研究提示(*Journal of Clinical Oncology. 2006 Oct*),与单用卡铂相比,卡铂/吉西他滨方案可延长铂敏感性复发卵巢癌患者的无复发生存时间。

贝伐单抗也可用于铂敏感性复发卵巢癌患者,使用方法可参考前述 ICON-7 和 GOG218 方案中介绍的具体用法。

下面介绍含吉西他滨和白蛋白紫杉醇方案的具体用法。其他方案和初治上皮性卵巢癌、输卵管癌和腹膜癌推荐的化疗方案相同。

1. 卡铂/吉西他滨(gemcitabine)静脉 3 周疗方案

药物	剂量	途径	时间
吉西他滨	$1000mg/m^2$	ivdrip	第 1 天
卡铂	AUC 4	ivdrip	第 1 天
吉西他滨	$1000mg/m^2$	ivdrip	第 8 天

(1) 具体用法

吉西他滨 $1000mg/m^2$ + 0.9% NaCl 100ml,ivdrip,第 1 天;

卡铂 AUC 4 + 5% GS 500ml,ivdrip,第 1 天;

吉西他滨 $1000mg/m^2$ + 0.9% NaCl 100ml,ivdrip,第 8 天。

(2) 注意事项

• 该方案来自欧洲学者开展的多中心研究。发表于 *Journal of Clinical Oncology. 2006 Oct*,研究结果显示本方案可延长卵巢癌患者的无复发生存时间。

• 当中性粒细胞数 $\geq 1.5 \times 10^9/L$、血小板 $\geq 100 \times 10^9/L$ 即可开始化疗,如果第 8 天中性粒细胞数 $< 1.5 \times 10^9/L$、血小板 $< 100 \times 10^9/L$,第 8 天吉西他滨可减少总量的 50%,这样做的目的是减少化疗推迟带来的不良影响。

• 使用本方案时,如果毒性反应达到中性粒细胞数 $< 0.5 \times 10^9/L$(超过 5 天)或中性粒细胞数 $< 0.1 \times 10^9/L$(超过

3 天)、血小板 <25×10^9/L、中性粒细胞减少性发热,可考虑减量。首次减量剂量为吉西他滨 $800mg/m^2$,如果再次出现上述毒性反应,则不使用第 8 天吉西他滨。需要注意的是,不可减少卡铂用量。

● 本方案的骨髓毒性较为明显,尤其以中性粒细胞减少和血小板减少为主,发生率分别可达到 42% 和 30%。

2. **顺铂 / 吉西他滨静脉 3 周疗方案**

药物名称	剂量	途径	时间
吉西他滨	$1000mg/m^2$	ivdrip	第 1 天
顺铂	$70mg/m^2$	ivdrip	第 1 天
吉西他滨	$1000mg/m^2$	ivdrip	第 8 天

(1) **具体用法**

吉西他滨 $1000mg/m^2$ + 0.9% NaCl 100ml,ivdrip,第 1 天;
顺铂 $70mg/m^2$ + 0.9% NaCl 500ml,ivdrip,60 分钟,第 1 天;
吉西他滨 $1000mg/m^2$ + 0.9% NaCl 100ml,ivdrip,第 8 天。

(2) **注意事项**:顺铂用药期间需要注意止吐和水化,详见第二篇 / 第八章 / 第一节 "初治上皮性卵巢癌、输卵管癌和腹膜癌一线化疗方案":顺铂 / 紫杉醇腹腔化疗方案。

3. **卡铂 3 周疗 / 白蛋白紫杉醇(nab-paclitaxel,albumin-bound paclitaxel)周疗方案**

周次	卡铂 AUC 5	白蛋白紫杉醇 $100mg/m^2$
1	+	+
2	−	+
3	−	+
4	−	−

(1) **具体用法**:白蛋白紫杉醇 $100mg/m^2$ + 0.9% NaCl

30ml,ivdrip,30 分钟，第 1、8、15 天；卡铂 AUC5 + 5% GS 500ml,ivdrip,60 分钟，第 1 天。

（2）**注意事项**

● 该方案以摘要形式发表于 *Journal of Clinical Oncology.2010*，可用于对紫杉醇过敏的患者。

● 白蛋白紫杉醇用药前不需要进行预处理。

● 对于复发性卵巢癌、输卵管癌和腹膜癌患者，有研究者对白蛋白紫杉醇的用药剂量进行了探索，结果显示该药具有较好的安全性。周疗给药时，剂量还可选择 $60mg/m^2$、$80mg/m^2$。使用三周疗与铂类药物联合用药时，剂量可选择 $135mg/m^2$、$175mg/m^2$ 或 $225mg/m^2$。

三、铂耐药性复发卵巢癌、输卵管癌和腹膜癌的化疗

铂耐药性复发卵巢癌、输卵管癌和腹膜癌一般推荐非铂单药化疗，也可以联合贝伐单抗治疗。单药治疗铂耐药性复发卵巢癌、输卵管癌和腹膜癌的缓解率相近：拓扑替康 20%、吉西他滨 19%、脂质体多柔比星 26%、口服 VP-16 27%、多烯紫杉醇 22%、周疗紫杉醇 21%。

1. **多烯紫杉醇单药方案**

（1）**预处理**：地塞米松，8mg，每天两次，化疗前开始口服，共 3 天。

（2）**具体用法**：多烯紫杉醇 $100mg/m^2$ +0.9% NaCl(或5% GS) 250ml,ivdrip,60 分钟。

（3）**注意事项**

● 本方案来自 GOG 的研究，出处为 *Gynecologic Oncology*，*2003*，88。适用于铂耐药性复发的卵巢癌、输卵管癌和腹膜癌患者。

● 使用多烯紫杉醇前一定要规范预处理。

● 毒性反应达到以下标准时减量：中性粒细胞 <1.0 ×

10^9/L、或出现中性粒细胞减少性发热、血小板 $<100 \times 10^9$/L 或其他Ⅲ度以上毒性反应，首次减量至 $80mg/m^2$，如果减量后仍出现上述毒性反应，可减量至 $60mg/m^2$，低于此剂量浓度时，治疗效果无法得到保证。

● 本方案为 3 周疗，治疗期间Ⅳ级中性粒细胞减少症的发生率为 75%，36% 的患者需要减量。

2. 紫杉醇单药方案

(1) 预处理

用紫杉醇前 30 分钟，地塞米松，10mg，iv；

用紫杉醇前 30 分钟，苯海拉明，50mg，im；

用紫杉醇前 30 分钟，西咪替丁，300mg，iv；

如果没有西咪替丁，可用雷尼替丁 100mg。

(2) 具体用法

紫杉醇 $80mg/m^2$

紫杉醇 30mg + 0.9% NaCl 100ml，ivdrip，15 分钟；

紫杉醇 余量 + 0.9% NaCl 500ml，ivdrip，45 分钟；

(3) 监测见第二篇 / 第八章 / 第一节 "初治上皮性卵巢癌、输卵管癌和腹膜癌一线化疗方案"：TC 方案(紫杉醇 / 卡铂)3 周疗方案。

(4) 注意事项

● 本方案来自 GOG 的研究，出处为 *Gynecologic Oncology*，*2006，101*。

● 预处理的地塞米松用量较少，目的在于减少地塞米松的累积用量。

● 用药方法在治疗期间需要调整，具体方法如下：12 周以内，紫杉醇每周给药；12 周后用药 3 周后休息 1 周，再开始下一周期连续用药 3 周。

● 治疗期间需要定期评估肿瘤治疗反应，持续用药直至出现肿瘤进展。

● 不推迟治疗极为重要，只要患者达到中性粒细

$\geq 0.5 \times 10^9$/L 且血小板 $\geq 75 \times 10^9$/L 即可开始化疗。

- 毒性反应达到以下标准时可减量:中性粒细胞 $< 0.5 \times 10^9$/L、血小板 $< 75 \times 10^9$/L 或其他Ⅳ度以上毒性反应,首次减量至 70mg/m^2,如果减量后仍出现上述毒性反应,可减量至 60mg/m^2,低于此剂量浓度时,治疗效果无法得到保证。

- 其他预处理注意事项参阅第二篇 / 第八章 / 第一节"初治上皮性卵巢癌、输卵管癌和腹膜癌一线化疗方案":TC 方案(紫杉醇 / 卡铂)3 周疗方案。

3. **口服 VP-16 方案**

(1) **具体用法**:VP-16 50mg/($\text{m}^2 \cdot \text{d}$),共 21 天,停药 7 天后,再开始下一疗程。

(2) **注意事项**

- 本方案来自 GOG 的研究,出处为 *Journal of clinical oncology*,*1998,Feb*。

- 由于本药为 50mg 一片,所以,一般单日服一片,双日服两片。

- 多数患者用药后胃肠道反应严重,可尝试睡前服用。

- 如果患者既往有放疗史需要减量至 30mg/($\text{m}^2 \cdot \text{d}$),如果患者对 50mg($\text{m}^2 \cdot \text{d}$)耐受性好,可尝试将剂量提高到 60mg/($\text{m}^2 \cdot \text{d}$)。

- 该方案骨髓毒性明显,需注意监测。

4. **吉西他滨单药方案**

(1) **具体用法**:吉西他滨 1000mg/m^2 + 0.9% NaCl 100ml,ivdrip,30 分钟。

(2) **注意事项**

- 本方案的施行有两种,方案一为 4 周疗,方案来自意大利学者开展的 RCT,出处为 *Journal of clinical oncology*,*2008,Feb*。该研究的研究对象为铂联合紫杉醇初始治疗结束后 12 个月内发生复发或在治疗期间发生进展的患者,吉西他滨第 1、8、15 天给药,第 4 周停药,然后再开始下一疗程治疗。方案二为相同剂量但 3 周疗,吉西他滨第 1、8 天给药,第 3 周停药,然后再开始下一疗程治疗。该方案来自美国学者开展的 RCT,出处为 *Journal of clinical oncology*,2007,*July*,研究对象为铂联合紫杉醇初始治疗结束后 6 个月内发生复发的铂耐药性患者。

● 当第 8 或 15 天中性粒细胞数 $<1.5 \times 10^9/L$、血小板 $<90 \times 10^9/L$,第 8 天或 15 天吉西他滨可减少总量的 20%。

● 治疗期间需要定期评估肿瘤的治疗反应,持续用药直至出现肿瘤进展。

5. 脂质体多柔比星静脉单药 4 周疗方案

(1) **具体用法**:脂质体多柔比星 $40mg/m^2$ 或 $50mg/m^2$+5% GS 250ml,ivdrip,60 分钟。

(2) **注意事项**

● 本方案有两种用法,方案一为脂质体多柔比星 $40mg/m^2$,来自意大利学者开展的 RCT,出处为 *Journal of clinical oncology*,2008,*Feb*。研究对象为铂联合紫杉醇初始治疗结束后 12 月内发生复发或在治疗期间发生进展的患者,间隔 4 周。方案二为脂质体多柔比星 $50mg/m^2$,4 周疗,来自美国学者开展的 RCT,出处为 *Journal of clinical oncology*,2007,*July*。研究对象为铂联合紫杉醇初始治疗结束后 6 月内发生复发的铂耐药性患者。

● 其他注意事项参阅第二篇 / 第八章 / 第一节"初治上皮性卵巢癌、输卵管癌和腹膜癌一线化疗方案":AC 方案(脂质体多柔比星 / 卡铂)3 周疗方案。

6. 拓扑替康(topotecan)单药方案

(1) **具体用法**

方案 A:拓扑替康 $1.25mg/(m^2 \cdot d)$+0.9% NaCl 45ml 或 5% GS 45ml,连续 5 天,ivdrip,30 分钟,间隔 3 周。

方案 B:拓扑替康 $4mg/m^2$+0.9% NaCl 45ml 或 5% GS 45ml,ivdrip,30 分钟,第 1、8、15 天用药,停药 1 周后再开始

下一疗程。间隔 4 周。

(2) **注意事项**

● 对于铂耐药性复发患者,方案 A 接受了多个临床研究的评估,目前仍为标准方案,欧洲学者通过 RCT 证实方案 B 的效果与 A 相仿,但 B 方案的毒性反应小于 A。该临床研究发表于 *Journal of clinical oncology*,2011,January。

● 拓扑替康对于铂类药物和紫杉醇耐药的病例总有效率达到 20% 左右;本药的主要不良反应是骨髓抑制,约 75% 的患者会出现白细胞Ⅳ度抑制;约 50% 的患者会出现血小板Ⅳ度抑制,本药的骨髓抑制没有蓄积现象。通常第一疗程的骨髓抑制较重,以后渐轻。如果使用 A 方案,可考虑化疗第 3 天查血常规,以及时发现严重骨髓毒性反应。

● 该药疗效出现较晚,在卵巢癌的临床研究发现中位起效时间为 7.6~11.7 周,一般在 4 个疗程化疗后才能决定是否继续应用。

● 开始第 1 疗程化疗前,必须保证没有骨髓抑制。

● 对于方案 A,当出现以下严重毒性反应:中性粒细胞数 $<0.5 \times 10^9$/L、中性粒细胞减少性发热、血小板 $<25 \times 10^9$/L 时可考虑减量,剂量可减少至 1.0mg/($m^2 \cdot$d),低于此剂量时,基本无效。

● 由于本药主要的不良反应是严重的骨髓抑制,且化疗需要 5 天,所以化疗期间(如第 3 天)查血常规,以免造成严重后果。

● 该药具有组织刺激性,使用前需要保证静脉通道通畅,如果污染皮肤,应即刻用水和肥皂液进行反复冲洗,污染黏膜后,应即刻用水彻底冲洗。

四、复发性卵巢癌、输卵管癌和腹膜癌其他可用化疗方案(均为 2A 级推荐)

对于复发性上皮性卵巢癌、输卵管癌和腹膜癌的治疗,除了以上推荐的化疗方案和化疗单药,还有其他方案可供选择。相关临床研究中下列药物的缓解率分别为:白蛋白紫杉醇 64%、长春瑞滨 20%、异环磷酰胺 12%、培美曲塞 21%。

部分化疗方案并未在 NCCN 指南中提及,借鉴其他类型肿瘤化疗而来或根据其他文献报道,在注意事项中做出了明确说明。

1. 白蛋白紫杉醇(nab-paclitaxel,albumin-bound paclitaxel)单药静脉 3 周疗

(1) **具体用法**:白蛋白紫杉醇 $260mg/m^2$ + 0.9% NaCl 80ml,ivdrip,30 分钟。

(2) **注意事项**

● 该方案发表于 *Journal of Clinical Oncology,2009 March*,适用于铂耐药性复发患者。

● 每 3 周用药一次,直至肿瘤进展或 6 个疗程。

● 白蛋白紫杉醇用药前可不用预处理。

2. 卡培他滨单药口服 4 周疗

(1) **具体用法**:卡培他滨(希罗达)单次剂量 $1000mg/m^2$,每天两次,在餐后 30 分钟内服药。

(2) **注意事项**

● 该方案来自美国学者开展的临床研究,发表于 *Gynecologic Oncology 2006(102)*。适用于对铂类药物和紫杉醇类药物耐药的患者。

● 为 4 周疗,第 1~3 周用药,第 4 周休息。

● 用药 2 疗程和 4 疗程后分别进行第 1 和第 2 次疗效评估,之后每 3 疗程评估一次。

3. 培美曲塞(pemetrexed)单药静脉 3 周疗

(1) **预处理**:用药前 1 周开始,每天口服多种维生素善存 1 粒,整个化疗期间持续服用,直至末次化疗结束后 21 天;地塞米松 4mg,每天两次,用药前 1 天开始口服,连续 3 天。

（2）**具体用法**：培美曲塞 900mg/m² + 0.9% NaCl 100ml，ivdrip，至少 10 分钟。

（3）**注意事项**

● 该方案来自美国学者开展的临床研究，发表 *Journal of Clinical Oncology*，2009 June。适用于对铂类药物耐药性复发患者。

● 疗程间隔 3 周，可一直用药直至肿瘤进展。

● 为避免发生药物性皮疹，必须规范预处理，包括使用含有适量叶酸的药物（可选择叶酸片或善存，后者更加方便）和地塞米松。

● 患者若既往有放疗史，用药剂量降低至 700mg/m²。

4. 异环磷酰胺单药静脉 4 周疗

（1）**具体用法**

异环磷酰胺 1000~1200mg/（m²·d）+0.9% NaCl 250ml ivdrip，连续 5 天；

美司钠：在使用异环磷酰胺给药前 15 分钟、给药后 4 小时和 8 小时给药；剂量为异环磷酰胺使用剂量的 20%；给药方法为静脉推注。

（2）**注意事项**

● 该方案来自美国学者开展的临床研究，发表在 *Journal of Clinical Oncology*，1992 Feb。适用于对铂类药物耐药性复发患者。

● 必须使用美司钠解毒。

5. 长春瑞滨（vinorelbine）单药静脉

（1）**具体用法**

方案 A，3 周疗：长春瑞滨 30mg/m²，iv，第 1 和第 8 天给药，第 3 周休息。

方案 B，周疗：长春瑞滨 25mg/m²，iv。

（2）**注意事项**

● 方案 A 来自美国西南肿瘤研究组开展的临床研究，

发表于 *Gynecologic oncology*, 2004 (95)。适用于铂耐药性复发患者,客观缓解率较低,仅 3%。方案 B 来自欧洲学者开展的临床研究,适用于铂耐药性复发患者,缓解率可达到 21%。

● 两方案均可连续使用,直至患者出现肿瘤进展。

6. 多烯紫杉醇 / 奥沙利铂 3 周疗

(1) **预处理**:地塞米松 8mg,每天两次,多烯紫杉醇给药前共服 3 天。

(2) **具体用法**:多烯紫杉醇 $75mg/m^2$+5% GS 250ml 或 0.9%NaCl 250ml,ivdrip,至少 60 分钟;奥沙利铂 100mg/m^2+5% GS 500ml,ivdrip,至少 120 分钟。

(3) **注意事项**

● 本方案来自欧洲学者开展的II期临床研究,发表于 *Annals of Oncology*, 2007 August。适用于无铂间期 >12 个月的复发性卵巢癌、输卵管癌和腹膜癌患者。总缓解率 67.4%。

● 本方案为 3 周疗,需要注意的是一定先用多烯紫杉醇后用奥沙利铂,且两药都需要静脉维持一定时间。奥沙利铂静脉给药至少需要 120 分钟,用药时间短时发生神经毒性的可能性显著加。

● 奥沙利铂给药前一定要保证静脉通道通畅,药物外渗会导致严重的组织坏死。

● 奥沙利铂会导致神经系统毒性反应。主要表现在外周感觉神经病变,患者会诉有肢体末端感觉障碍或(和)感觉异常,严重时伴痛性痉挛,遇冷可激发,治疗间歇期症状通常会减轻,但随着治疗周期的增加,症状会逐渐加重。部分患者在突然遇到冷空气时,会发生呼吸困难,可以给予抗组胺药和支气管扩张剂,但即使不做任何处理,这些症状也可以迅速逆转。

● 多烯紫杉醇预处理参阅第二篇 / 第八章 / 第一节"初

治上皮性卵巢癌、输卵管癌和腹膜癌一线化疗方案":DC方案(多烯紫杉醇/卡铂)3周疗方案。

7. 拓扑替康联合铂类药物静脉化疗方案

(1)具体用法

方案A:拓扑替康/卡铂3周疗

拓扑替康0.75mg/$(m^2 \cdot d)$+0.9% NaCl 45ml 或 5%GS 45ml,连续3天,ivdrip,30分钟;卡铂AUC 5+5%GS 500ml,拓扑替康第3天用药后给药,ivdrip,60分钟。

方案B:拓扑替康/顺铂3周疗

拓扑替康0.75mg/$(m^2 \cdot d)$+ 0.9% NaCl 45ml 或 5%GS 45ml,连续3天,ivdrip,30分钟;

顺铂50mg/m^2+0.9% NaCl 500ml,拓扑替康第1天用药后给药,ivdrip。

(2)注意事项

● 方案A来自德国东北妇科肿瘤学会开展的RCT,研究对象为无铂间期>6月的铂敏感性复发患者,发表于 *Annals of Oncology 2016* (27)。方案B来自GOG开展的RCT,研究对象为复发性/持续性/IVB期宫颈癌患者,发表于 *Journal of clinical oncology 2005 July*。

● 两方案均为3周疗,用药顺序为先拓扑替康后用铂类药物。

● 拓扑替康的代谢会受铂类药物影响,第1天使用铂会降低拓扑替康的清除率从而增加药物在体内的蓄积量,增加该药的毒性反应。由于卡铂的血液学毒性与拓扑替康有重叠,因此,需要在最后一天给药。顺铂如果在第一天给药,剂量不应超过50mg/m^2,如果顺铂为最后一天给药,可将剂量增加至70mg/m^2。需要说明的是,方案B在卵巢癌、输卵管癌和腹膜癌患者中的应用效果无文献报道,因此联合使用顺铂是否可以使卵巢癌、输卵管癌和腹膜癌患者获益仍有待商榷。

- 拓扑替康给药后,需要在第 3~4 疗程后评估治疗效果。
- 拓扑替康注意事项见第二篇 / 第八章 / 第二节 "铂耐药性复发卵巢癌、输卵管癌和腹膜癌的化疗" 方案:拓扑替康单药方案。
- 顺铂应用注意事项见第二篇 / 第八章 / 第一节 "初治上皮性卵巢癌、输卵管癌和腹膜癌一线化疗方案":顺铂 / 紫杉醇腹腔化疗方案。

8. VP-16/ 顺铂 静脉 3 周疗

(1) **具体用法**:VP-16 100mg/$(m^2 \cdot d)$+ 0.9% NaCl 600ml, ivdrip, 第 1~3 天;顺铂 70mg/m^2 + 0.9% NaCl 500ml, ivdrip, 第 1 天。

(2) **注意事项**

- 该方案可用于卵巢原发性小细胞癌(包括神经内分泌癌),借鉴来自肺小细胞癌的治疗,该方案已被 NCCN 指南采纳作为肺小细胞癌的标准化疗方案,发表于 *Journal of clinical oncology 1992 Feb*。
- 使用顺铂注意事项参阅第二篇 / 第八章 / 第一节 "初治上皮性卵巢癌、输卵管癌和腹膜癌一线化疗方案":顺铂 / 紫杉醇 腹腔化疗方案。

9. apatinib(阿帕替尼,艾坦)/ 口服 VP-16 方案

用药方法:

阿帕替尼 500mg,每天 1 次,持续用药直至发生肿瘤或不良反应无法耐受。

口服 VP-16 50mg,qd,D1-D14 连续用药,停药 7 天继续下一疗程,VP-16 最多使用 6 疗程。

注意事项:

- 阿帕替尼为我国原研药物,属于小分子抗血管生成靶向药物和酪氨酸激酶抑制剂,高度选择性竞争细胞内 VEGFR-2 的 ATP 结合位点,阻断下游信号转导,抑制肿瘤组织新血管生成。该药最早用于晚期胃癌的治疗。

- 本方案由中山大学肿瘤医院的研究者提出并验证，结果发表于 *Lancet oncology August 3, 2018*。本方案主要针对铂耐药性卵巢癌复发患者。客观缓解率为 54%。

- 该方案最常见的不良反应为中性粒细胞减少症，可能主要与 VP-16 相关。高血压、蛋白尿和手足综合征是使用阿帕替尼最常见的不良反应，本研究中大部分不良反应为 1~2 级，与阿帕替尼络氨酸激酶阻滞作用相关的毒性反应如疲劳、厌食、手足综合征等多提示患者对药物反应良好，预后可得到改善。

- 患者如果首次出现 3 级非血液系统毒性反应或 3~4 级血液系统毒性反应，阿帕替尼可停药直至非血液系统毒性反应 ≤1 级或血液系统毒性 ≤2 级，之后再次出现 3 级非血液系统毒性反应或 3~4 级血液系统毒性反应时，才考虑减少阿帕替尼剂量，先 500mg qd 和 250mg qd 交替使用，或再减至 250mg qd。

- 出现任何种类的 3~4 级毒性反应（除了高血压、手足综合征和蛋白尿）均停用 VP-16，直至血液系统毒性恢复至 ≤2 级或非血液系统毒性反应 ≤1 级。

- 根据本研究结果，研究者推荐对于中国患者可考虑如下用药方法：阿帕替尼 500mg 单日、250mg 双日持续使用；VP-16 50mg，每天一次，3 周疗，第 1~10 天用药，11~21 天停药，然后再开始下一疗程，最多 6 疗程。

- 阿帕替尼药物应在餐后半小时服用（每日服药的时间应尽可能相同），以温开水送服。

10. 洛铂(lobaplatin)

(1) 具体用法

单药：50mg/m^2 + 注射用水 50ml 溶解后 +5%GS 500ml，ivdrip；

联合用药：30mg/m^2 + 注射用水 30ml 溶解后 +5%GS 500ml，ivdrip。

(2) 注意事项

● 洛铂是我国引进并继续研发拓展适应证的铂类药物,体外研究提示该药与顺铂和卡铂无交叉耐药性。目前该药主要应用于肺癌、乳腺癌和消化道肿瘤中。

● 洛铂在妇科肿瘤中的应用以 SCI 论文形式公布的证据并不多,应用多借鉴自其他系统肿瘤的经验。

● 根据笔者科室的使用经验,建议该药可作为铂耐药性复发卵巢癌、输卵管癌和腹膜癌患者的备选药物,可联合吉西他滨或脂质体多柔比星。该药联合其他药物时,尤其与吉西他滨联合使用时,血小板下降明显,几乎所有患者都会出现Ⅲ度及以上毒性反应,而且一旦发生,血小板短期内即会急剧下降且恢复缓慢,应引起高度重视。联合用药时洛铂总量不应超过 40mg,与吉西他滨联合使用时,吉西他滨需要减量至 $800mg/m^2$。与紫杉醇联合用药时(3 周疗),紫杉醇减量至 $135mg/m^2$。与多烯紫杉醇联合用药时(3 周疗),多烯紫杉醇减量至 $50\sim60mg/m^2$。

● 对于其他系统恶性肿瘤,现有证据提示洛铂联合用药的疗效优于单药,但这一优势在妇科肿瘤中尚未得到证实。

● 用药结束后需要严格监测血常规,特别注意血小板变化。

11. 奈达铂(nedaplatin)

(1) 具体用法: 奈达铂 + 0.9% NaCl 500ml,ivdrip;单药或与其他药物联合使用。

(2) 注意事项

● 该药由日本学者研发,主要用于头颈部肿瘤、宫颈癌、肺癌的治疗。

● 联合用药可选择与多烯紫杉醇联合使用(奈达铂 $100mg/m^2$ + 多烯紫杉醇 $60mg/m^2$,3 周疗。本方案来自肺癌患者的用药方案,发表于 *Lancet Oncology. 2015 Dec*);与紫杉醇联合使用(奈达铂 $80mg/m^2$ + 紫杉醇 $175mg/m^2$,3 周疗。本方案用于卵巢癌患者,发表于 *Oncology Letter. 2018 Mar*);与白蛋白紫杉醇联合使用(奈达铂 80mg/m²+ 白蛋白紫杉醇 175mg/m²;3 周疗。本方案用于复发性宫颈癌患者,发表于 *Cancer. 2017 Feb*);单药使用(奈达铂 100mg/m²;3 周疗。本方案来自鼻咽癌患者的用药方案,发表于 *Lancet Oncology. 2018 Apr*)。

● 使用奈达铂需要水化,用药当天补液量至少需要达到 1000ml。

● 推荐使用 0.9% NaCl 进行配伍,输液过程中需要注意保持静脉通道通畅,该药具有组织刺激性,外渗会导致较为严重的局部反应。

● 年龄 >70 岁的患者,使用剂量不超过 80mg/m²。

12. **奥沙利铂**(oxaliplatin)

(1) **具体用法**:奥沙利铂 +5%GS 500ml ivdrip,至少 120 分钟;单药或与其他药物联合使用。

(2) **注意事项**

● 奥沙利铂是消化道肿瘤治疗中最常用的铂类药物,可用于卵巢黏液性癌的治疗。奥沙利铂 85mg/m²+ 多烯紫杉醇 75mg/m²+ 贝伐单抗 15mg/kg 方案,适用于卵巢黏液性癌患者,3 周疗给药,贝伐单抗需要维持治疗,用药时间共 1 年,该方案发表于 *Gynecologic Oncology. 2014 Mar*。

● 来自美国匹兹堡大学 Magee-Women Hospital 的研究者报道(*Gynecologic Oncology. 2014 July*),对于铂过敏患者和铂耐药性复发的卵巢癌患者仍可选择使用奥沙利铂(单药使用时,奥沙利铂 70mg/m²;联合用药是剂量为奥沙利铂 50~75mg/m²),一方面该药极少导致过敏反应,另一方面,铂耐药性复发患者中,56% 的患者在使用含有奥沙利铂的联合化疗方案后可获得缓解,联合使用药物包括紫杉醇、多烯紫杉醇、吉西他滨和贝伐单抗。

● 奥沙利铂使用注意事项详见第二篇 / 第八章 / 第一节"初治黏液性卵巢癌、输卵管癌和腹膜癌化疗方案"。

五、复发性卵巢癌、输卵管癌和腹膜癌可用的内分泌治疗方案（2A 级推荐）

内分泌治疗多用于复发性卵巢癌、输卵管癌和腹膜癌患者,特别是仅有 CA125 升高的生化复发。患者对药物的耐受性较好,用药后多不影响生活质量,可作为姑息性治疗手段。相关药物均可长期使用直至发生肿瘤进展或出现无法耐受的不良反应。但内分泌治疗的相关临床研究的质量等级不高。

1. **他莫昔芬**（tamoxifen）

（1）**具体用法**：他莫昔芬 20mg,每天两次,口服,持续使用。

（2）**注意事项**

● 该方案来自 GOG 开展的临床研究,结果发表于 *Cancer. 1991 Jul* 和 *Gynecologic oncology 1996*（62）。

● 以 CA125 下降作为评价指标,铂敏感性复发患者用药后的缓解率约为 15%、耐药性复发患者用药后缓解率为 13%,肿瘤组织雌激素受体阳性患者用药后效果较好。

2. **来曲唑**（letrozole）

（1）**具体用法**：来曲唑 2.5mg,每天一次,口服,持续使用。

（2）**注意事项**

● 以 CA125 下降作为评价指标,缓解率约为 15%,肿瘤组织雌激素受体表达状态与患者用药效果之间的关系尚不明确（*Oncology. 2004 66* 和 *Clinical Cancer Research. 2002 Jul*）。M. D. Anderson Cancer Center 的学者报道,ER 阳性的耐药性卵巢癌患者用药后,肿瘤缓解和稳定的患者占 26%,该结果报道于 *Gynecologic oncology 2008 Jul*。

3. **阿那曲唑**（anastrozole）

（1）**具体用法**：阿那曲唑 1mg,每天一次口服,持续使用。

(2) **注意事项**

● 来自麻省总医院的研究者报道了该研究结果,发表于 *Gynecol Oncol. 2003 Dec*。

● 患者用药后有效时,多表现为肿瘤稳定,极少出现部分缓解或完全缓解。

六、PARP 抑制剂

PARP 抑制剂作用于 DNA 损伤修复缺陷的癌症患者,最常用于有 *BRCA1/BRCA2* 基因突变的卵巢癌和乳腺癌患者。近来研究表明,对于同源重组缺陷(HDR)的患者和铂敏感复发的患者也有效果。详见第八篇。

七、帕姆单抗(pembrolizumab)

帕姆单抗为抗 PD-1 抗体,阻断 PD-1 功能,激活体内 T 淋巴细胞吞噬肿瘤细胞功能,已广泛试用于晚期、复发、转移的全身各系统实体肿瘤。详见第八篇。

第三节 卵巢癌、输卵管癌和腹膜癌的维持治疗

已有研究表明,初治上皮性卵巢癌、输卵管癌和腹膜癌患者在完成 6~8 个疗程化疗达临床缓解后,增加化疗疗程数对延长患者生存期无益,但增加不良反应。曾经有紫杉醇单药维持治疗的报道,因其获益不高且有明显的神经毒性,2018 NCCN 指南不再推荐紫杉醇用于维持治疗。随着肿瘤靶向治疗研究的逐步深入,2018 NCCN 卵巢癌、输卵管癌和腹膜癌指南提出了卵巢癌维持治疗新思路。

表 2-3 总结了可用于上皮性卵巢癌、输卵管癌和腹膜癌维持治疗的药物,也可用于透明细胞癌、黏液性癌、卵巢

子宫内膜样腺癌、恶性生殖细胞肿瘤、恶性性索间质肿瘤的治疗。

表 2-3　药物与维持治疗使用建议

药物	维持治疗使用建议
贝伐单抗 （2A 级推荐）	如果患者既往在接受联合方案化疗时已使用贝伐单抗,且在用药后出现部分或完全缓解,包括: （1）初治的Ⅱ~Ⅳ期卵巢癌、输卵管癌和腹膜癌; （2）目前处于铂敏感性复发并接受治疗者。 **注意事项:** ● 对于初治的Ⅱ~Ⅳ期卵巢癌、输卵管癌和腹膜癌,具体使用方案可参考本章第一节 ICON-7 和 GOG 218 方案。 ● 对于正在接受治疗的敏感性复发患者,虽然 NCCN 指南推荐可以使用贝伐单抗,但尚无支持这一做法的证据,因此,建议慎重选择。
奥拉帕利 （olaparib） （2A 级推荐）	如果患者既往已接受≥2 种含铂方案化疗、为铂敏感性复发、目前在含铂方案化疗后对化疗有反应可单药使用奥拉帕利进行维持治疗。 **注意事项:** ● 具体用法:奥拉帕利（片剂）300mg 每天两次,（胶囊）400mg 每天两次,口服 ● 其他注意事项参见本章第二节"六、PARP 抑制剂"。
卢卡帕尼 （rucaparib） （2A 级推荐）	如果患者既往已接受≥2 种含铂方案化疗、为铂敏感性复发、目前在含铂方案化疗后对化疗有反应可单药使用卢卡帕尼进行维持治疗。 **注意事项:** ● 具体用法:卢卡帕尼 600mg,每天两次,口服 ● 其他注意事项参见本章第二节"六、PARP 抑制剂"。

续表

药物	维持治疗使用建议
尼拉帕尼 （niraparib） （2A 级推荐）	如果患者既往已接受≥2 种含铂方案化疗、为铂敏感性复发、目前在含铂方案化疗后对化疗有反应可单药使用尼拉帕尼进行维持治疗。 **注意事项：** ● 具体用法：尼拉帕尼 300mg，每天一次，口服 ● 其他注意事项参见本章第二节"六、PARP 抑制剂"。
帕唑帕尼 （pazopanib） （3 级推荐）	对于Ⅱ~Ⅳ期初治的卵巢癌、输卵管癌和腹膜癌患者，如果处于初治后临床完全缓解的状态且既往无贝伐单抗使用史，可使用帕唑帕尼单药进行维持治疗。 **注意事项：** ● 具体用法：帕唑帕尼 800mg，每天一次，口服 ● AGO-OVAR16 和 East Asian Study 开展的临床研究最初结果未发现该药对于东亚人群有效，且甚至会起到反作用（*International Journal of Gynecological Cancer 2018. January*）。后来也有研究显示这一结论证据不足。NCCN 指南推荐该药可用于维持治疗，建议我国患者谨慎选择。

第九章

卵巢恶性生殖细胞肿瘤的化疗

第一节　卵巢恶性生殖细胞
肿瘤化疗指征

一、无性细胞瘤

在 NCCN 卵巢癌、输卵管癌和腹膜癌指南中,推荐成人无性细胞瘤Ⅰ期可观察。Ⅱ~Ⅳ期患者推荐化疗。但对儿童/青少年无性细胞瘤却推荐ⅠA/ⅠB 期可观察,ⅠC 期和Ⅱ~Ⅳ期者推荐化疗,这显然不合理,可能是文献上混淆了成人和儿童的分期所致。请参考后述的"逸仙推荐"。

二、未成熟畸胎瘤

在 NCCN 卵巢癌、输卵管癌和腹膜癌指南中,推荐成人未成熟畸胎瘤Ⅰ期,组织分化 G1 者可观察。Ⅰ期 G2~3 和Ⅱ~Ⅳ期患者推荐化疗。但对儿童/青少年未成熟畸胎瘤却推荐ⅠA/ⅠB 期,组织分化 G1 者可观察,ⅠA/ⅠB 期 G2~3、ⅠC期和Ⅱ~Ⅳ期患者推荐化疗,这显然也不合理,请参考后述的"逸仙推荐"。

三、胚胎性肿瘤和卵黄囊瘤

成人:任何期别均需化疗。

儿童/青少年:IA/IB 期可随访,IC 期和Ⅱ~Ⅳ期患者推荐化疗。

四、儿童/青少年卵巢恶性生殖细胞肿瘤

儿童和青少年年龄界限并无明确规定,综合国内外多个相关机构的定义,我们认为设定 0~14 岁为儿童,15~19 岁为青少年,超过 19 岁为成人比较合理。

由于儿童卵巢恶性肿瘤分期方法与成人不同,容易混淆,我们将儿童/青少年化疗指征与成人进行了比较,依据 FIGO 分期形成了以下"逸仙推荐",以方便大家使用,见表 2-4。

表 2-4　FIGO I 期卵巢恶性生殖细胞肿瘤化疗指征

病理类型	成人化疗指征	儿童/青少年化疗指征
无性细胞瘤	IC	IC
未成熟畸胎瘤	IC	IC
	IA 和 IB/G2~G3	IA 和 IB/G2~G3 加 或 不加化疗
胚胎癌	任何期别	IC
卵黄囊瘤		

儿童/青少年肿瘤分期达到 FIGO Ⅱ期以及以上时,均需要进行化疗。

第二节　卵巢恶性生殖细胞肿瘤化疗方案

1. **博来霉素 /VP-16/ 顺铂方案静脉 3 周疗（BEP）方案**（NCCN 指南 2A 级推荐）

给药时间	顺铂	VP-16	博来霉素
第 1 天	+	+	+
第 2 天	+	+	−
第 3 天	+	+	−
第 4 天	+	+	−
第 5 天	+	+	−

（1）具体用法

顺铂 $20mg/m^2$ + 0.9%NaCl 250ml，ivdrip，第 1~5 天；

VP-16 $100mg/m^2$ + 0.9%NaCl 250ml，ivdrip，第 1~5 天；

博来霉素 30mg，im，每周 1 次，连续 12 周；

消炎痛（吲哚美辛）25mg，每天三次，口服。

（2）注意事项

● 该方案是经典"印第安纳大学方案"，是目前治疗卵巢恶性生殖细胞肿瘤最经典和有效的方案。尚无其他方案的效果可超过该方案。

● 用该方案强调规范、足量、足疗程。

● 从给药第 1 天计算，3 周疗，推荐 4 个疗程。

● 从给药开始，博来霉素每周给药 1 次，共 12 周。

● 博来霉素会导致药物热，需要使用 NSAID（非甾体类抗炎药）类药物进行预防。

● 国产博来霉素的药物剂量单位是 mg，国外剂量单位为 U。

● 使用顺铂时需要充分止呕和水化。

- 目前已有大量证据显示,随意减少上述方案的用药剂量和给药密度,会严重影响患者的预后,因此,不推荐减药和减量。部分低危型生殖细胞肿瘤患者,可减少1个疗程的化疗,但 NCCN 指南推荐这种做法的等级为2B 级,低危型患者需要同时满足以下条件(IGCCC 标准):原发部位为卵巢或腹膜后器官、除肺外无其他器官转移、AFP<1000ng/ml、HCG<5000U/L、LDH<1.5 倍正常参考值上限。

- 对于低危型患者,有证据显示 4 疗程 EP 方案(上述方案中去掉博来霉素,其他两个药物的使用方法不变,也称为"斯隆凯特琳纪念医院方案")和 3 疗程 BEP 方案效果相仿。

- 博来霉素的肺毒性具有剂量依赖性,主要导致间质性肺炎,发生后致死率为 1%,出现博来霉素肺毒性的高危因素包括使用剂量≥300mg、年龄≥40 岁、肿瘤处于晚期、肾功能异常(博来霉素主要通过肾脏快速排出)。

- 博来霉素肺毒性早期体征包括肺底部啰音和长时间的呼吸暂停。

- 使用卡铂代替顺铂会降低疗效并对患者的预后造成不良影响。

2. **卡铂/VP-16 方案静脉 4 周疗(EP)方案**(NCCN 指南 2A 级推荐)

给药时间	卡铂	VP-16
第 1 天	+	+
第 2 天	−	+
第 3 天	−	+

(1) 具体用法

卡铂 400mg/m^2(或 AUC 5-6)+5%GS 500ml,ivdrip,第

一天；

　　VP-16 120mg/m^2 + 0.9%NaCl 1000ml，ivdrip，第 1~3 天。

（2）注意事项

　　● 由于 BEP 方案有较高的毒性，对于低危和有合并症的ⅠB~ⅢC 期无性细胞瘤患者可选用该方案。该方案由 GOG 开展的研究证实其疗效，出处为 *Gynecologic Oncology*，*2004 December 95*，该方案与经典"印第安纳大学方案"效果相仿，但毒性反应尤其是神经毒性反应显著降低。

　　● 从给药第 1 天计算，4 周疗，推荐 3 个疗程。

　　● 减量会影响疗效，只有发生中性粒细胞减少性发热和血小板减少导致出血时才考虑减药。

　　3. 儿童 / 青少年患者使用的 BEP 方案

给药时间	顺铂	VP-16	博来霉素
第 1 天	+	+	+
第 2 天	+	+	－
第 3 天	+	+	－

（1）具体用法

顺铂 33mg/m^2 + 0.9%NaCl 500ml，ivdrip，第 1~3 天；

VP-16 167mg/m^2 + 0.9%NaCl 1000ml，ivdrip，第 1~3 天；

博来霉素 15U/m^2，第 1 天；

间隔 3 周。

（2）注意事项

　　● 儿童 / 青少年生殖细胞肿瘤的化疗指征比成人保守。该方案来自儿童肿瘤协作组开展的临床研究 AGCT0132，发表自 *Journal of clinical oncology Feb 2014*。

　　● 由于博来霉素的肺毒性对儿童 / 青少年患者的影响

较大,在儿童/青少年患者中使用博来霉素应减量,注意该方案中博来霉素的用法为每周期 1 次而非每周一次。也有干脆不用博来霉素的,将成人 BEP 方案中的博来霉素去掉,只保留顺铂和 VP-16。

- IA/IB 期完整切除卵巢后可密切随访。
- 已有初潮来潮患者可使用 GnRHa 进行卵巢保护。

第三节　复发性卵巢恶性生殖细胞肿瘤推荐化疗方案

1. 紫杉醇/顺铂/异环磷酰胺静脉 3 周疗(TIP)方案(NCCN 指南 2A 级推荐)

给药时间	紫杉醇	异环磷酰胺	顺铂
第 1 天	+	−	−
第 2 天	−	+	+
第 3 天	−	+	+
第 4 天	−	+	+
第 5 天	−	+	+

(1) 紫杉醇预处理见第二篇/第八章/第一节"初治上皮性卵巢癌、输卵管癌和腹膜癌一线化疗方案":TC 方案(紫杉醇/卡铂)3 周疗方案。

(2) 具体用法

紫杉醇 $250mg/m^2$

　　紫杉醇 30mg + 0.9% NaCl 100ml,ivdrip,30 分钟;

　　紫杉醇 余量 + 0.9% NaCl 500ml,ivdrip,持续 24 小时;

异环磷酰胺 $1500mg/m^2$+5%GS 500 或 0.9%NaCl 500ml,ivdrip,持续至少 24 小时;

美司钠在使用异环磷酰胺给药前 15 分钟、给药后 4 小时和 8 小时给药；剂量为异环磷酰胺使用剂量的 20%；给药方法为静脉推注；

顺铂 $25mg/m^2$，ivdrip，静脉维持至少 30 分钟。

（3）注意事项

- 该方案出自 *Journal of clinical oncology*，*September 20*。对于复发性生殖细胞肿瘤患者，具有治愈可能。

- 该方案从使用紫杉醇开始，21 天为 1 疗程，推荐 4 疗程，持续缓解率为 60%。

- 使用了大剂量紫杉醇是 TIP 方案的关键，减量会显著影响患者的预后。

- 紫杉醇用药前一定要进行预处理。

- 给药顺序为先用紫杉醇，且紫杉醇要 24 小时静脉维持，异环磷酰胺和顺铂也需要静脉泵入，三种药物均需要一定的静脉维持时间。

- 使用紫杉醇时，进行心电监护。

- 异环磷酰胺具有膀胱毒性，用药期间需要水化并使用美司钠解毒。

- 顺铂使用时需要水化和止吐。

- 使用该方案时，几乎所有患者均会出现Ⅳ度骨髓毒性，中性粒细胞减少性发热的发生率（包括合并败血症）高达 48%。

- 所有患者均需预防性使用 G-CSF，从化疗开始第 7 天开始用药，剂量为 $5\mu g/kg$ 每天一次皮下注射，当 WBC 连续 2 天 $\geq 10 \times 10^9/L$ 时停药；当血小板 $<10 \times 10^9/L$ 时每天输注血小板，HGB$<80g/L$ 时输血。

- 延迟化疗会严重影响患者的预后，因此，当中性粒细胞 $\geq 0.45 \times 10^9/L$、血小板 $\geq 75 \times 10^9/L$ 即可开始化疗。

- 化疗期间需要常规口腔护理，由于化疗结束后血小板减少症的发生率极高，血小板减少一旦出现，血小板数量可急剧下降，因此，在血小板减少出现早期即开始使用 IL-

11,并注意饮食、软化大便、及时输注血小板。

2. 大剂量化疗（NCCN 指南 2A 级推荐）

给药时间	卡铂	VP-16
第 1 天	+	+
第 2 天	+	+
第 3 天	+	+
第 4 天	−	−
第 5 天	骨髓移植	

（1）具体用法

卡铂每日 $700mg/m^2$，第 1~3 天；

VP-16 每日 $750mg/m^2$，第 1~3 天；

第 5 天常规进行骨髓移植。

（2）注意事项

● 该方案出自 *New England Journal of Medcine 2007*，后由 *Journal of Clinical Oncology 2015* 发表的临床研究论证。复发患者使用该方案仍有治愈可能。

● 该方案的施行必须有骨髓移植病房支持。

● 可通过评分预测大剂量化疗的效果，具体给分方式为包括大剂量化疗在内共接受≥3 种化疗方案（3 分）、铂耐药性复发（上次化疗后无铂间期 <4 周）（2 分）、IGCCC 标准评价为预后差（2）分；0 分、2-3 分、4-7 分分别指示疗效好、一般、差。

● 强烈推荐在有经验的医院施行。

第四节　卵巢恶性生殖细胞肿瘤其他可用化疗方案

本节介绍的化疗方案适用于初治首选的化疗方案是 BEP 方案的复发和初治无法耐受 BEP 方案的卵巢恶性生

殖细胞肿瘤患者。由于多数卵巢恶性生殖细胞肿瘤患者较为年轻,对化疗药物的耐受性好,因此,初治患者除非有明确证据证实患者无法耐受 BEP 方案,都不应随意换药或减药。

　　以下是卵巢恶性生殖细胞肿瘤其他可用化疗方案(按字母顺序)。

　　　　顺铂 /VP-16

　　　　多烯紫杉醇

　　　　多烯紫杉醇 / 卡铂

　　　　紫杉醇

　　　　紫杉醇 / 异环磷酰胺

　　　　紫杉醇 / 卡铂

　　　　紫杉醇 / 吉西他滨

　　　　VP-16/ 异环磷酰胺 / 顺铂(VIP)

　　　　长春新碱 / 异环磷酰胺 / 顺铂(VeIP)

　　　　长春新碱 / 放线菌素 D/ 环磷酰胺(VAC)

---

　　1. 顺铂 /VP-16 方案　方案为 BEP 3 周疗方案中去掉博来霉素。

　　2. 单药多烯紫杉醇方案

　　(1) 预处理:地塞米松,8mg、每天两次,自化疗前晚开始应用,共 3 天。

　　(2) 具体用法

　　多烯紫杉醇 100mg/m^2 +0.9% NaCl(或 5% GS)250ml,ivdrip,60 分钟。

　　(3) 注意事项

　　● 使用多烯紫杉醇前一定要规范预处理。

　　3. 多烯紫杉醇 / 卡铂方案　参阅第二篇 / 第八章 / 第一节"初治上皮性卵巢癌、输卵管癌和腹膜癌一线化疗方案":多烯紫杉醇 / 卡铂 3 周疗方案。

　　4. 单药紫杉醇方案　参阅第二篇 / 第八章 / 第二节"铂

耐药性复发卵巢癌、输卵管癌和腹膜癌的化疗"方案:紫杉醇单药方案。

5. **紫杉醇/异环磷酰胺**　参阅第二篇/第八章/第一节"初治卵巢癌、输卵管癌和腹膜癌肉瘤推荐一线化疗方案":紫杉醇/异环磷酰胺 TI 方案 3 周疗方案。

6. **紫杉醇/卡铂**　参阅第二篇/第八章/第一节"初治上皮性卵巢癌、输卵管癌和腹膜癌一线化疗方案":TC 方案(紫杉醇/卡铂)3 周疗方案。

7. **紫杉醇/吉西他滨静脉 4 周疗方案**

天数	吉西他滨	紫杉醇
1	+	+
8	+	+
15	+	+
21	−	−

(1) **预处理**:参阅第二篇/第八章/第一节"初治上皮性卵巢癌、输卵管癌和腹膜癌一线化疗方案":TC 方案(紫杉醇/卡铂)3 周疗方案。

(2) **具体用法**

紫杉醇 110mg/m^2 + 吉西他滨 1000mg/m^2,第 1~3 天;

紫杉醇 30mg + 0.9% NaCl 100ml,ivdrip,30 分钟;

紫杉醇 余量 + 0.9% NaCl 500ml,ivdrip,2.5 小时;

吉西他滨 1000mg/m^2 + 0.9% NaCl 100ml,ivdrip,30 分钟。

(3) **注意事项**

● 本方案来自美国东部肿瘤学组开展的临床研究,发表于 *Journal of clinical oncology. 2002 Apr*。

● 该研究主要针对难治性复发或持续性卵巢恶性生殖细胞肿瘤患者,缓解率为 21.4%。

● 本方案为 4 周疗,建议最多给予 6 个疗程。

● 紫杉醇用药注意事项参阅第二篇 / 第八章 / 第一节 "初治上皮性卵巢癌、输卵管癌和腹膜癌一线化疗方案": TC 方案(紫杉醇 / 卡铂)3 周疗方案。

● 每一疗程紫杉醇实际用量大,具体原理可参考本章第四节 "TIP" 方案的注意事项。

8. VP-16/ 异环磷酰胺 / 顺铂(VIP)静脉 3 周疗方案

给药时间	Vp-16	异环磷酰胺	顺铂
第 1 天	+	+	+
第 2 天	+	+	+
第 3 天	+	+	+
第 4 天	+	+	+
第 5 天	+	+	+

(1) 具体用法

VP-16 $75mg/m^2$+0.9% NaCl 200ml,ivdrip,至少 60 分钟,第 1~5 天;

顺铂 $20mg/m^2$+0.9% NaCl 500ml,ivdrip,至少 60 分钟,第 1~5 天;

异环磷酰胺 $1200mg/m^2$+5%GS 500ml 或 0.9%NaCl 500ml,ivdrip,第 1~5 天;

美司钠:在使用异环磷酰胺给药前 15 分钟、给药后 4 小时和 8 小时给药;剂量为异环磷酰胺使用剂量的 20%;给药方法为静脉推注。

(2) 注意事项

● 对于初治卵巢恶性生殖细胞肿瘤患者,已有大量证据证实该方案疗效与 BEP 方案相仿(经典 "印第安纳大学" 方案),但毒性反应更明显。

● 本方案为 3 周疗,适用于具有基础肺疾病、无法耐受博来霉素的患者,共 4 疗程(*Cancer. 2003 Apr*)。

- 使用顺铂必须止呕和水化。
- 不可使用卡铂代替顺铂。

9. 长春花碱(vinblastine)/ 异环磷酰胺 / 顺铂静脉(VeIP) 3 周疗方案

给药时间	长春花碱	异环磷酰胺	顺铂
第 1 天	+	+	+
第 2 天	+	+	+
第 3 天	−	+	+
第 4 天	−	+	+
第 5 天	−	+	+

(1) 具体用法

长春花碱 0.11mg/kg，iv，5~10 分钟，第 1~2 天；

顺铂 20mg/m^2+0.9%NaCl 500ml，ivdrip，至少 60 分钟，第 1~5 天；

异环磷酰胺 1200mg/m^2+5%GS 500ml 或 0.9%NaCl 500ml，ivdrip，第 1~5 天；

美司钠：在使用异环磷酰胺给药前 15 分钟、给药后 4 小时和 8 小时给药；剂量为异环磷酰胺使用剂量的 20%；给药方法为静脉推注。

(2) 注意事项

- 本方法适用于复发性卵巢恶性生殖细胞肿瘤患者，由印第安纳大学的学者提出并验证(*Journal of clinical oncology 1998. Jul*)。

- 本方案为 3 周疗，至少 4 疗程。长春花碱剂量方式按照每公斤体重计算。

- 本方案仅为姑息性治疗，在该临床研究中，未发现广泛复发转移的患者用药后可获得长期生存。

- 不能用卡铂替代顺铂。

10. **长春花碱(vinblastine)/ 放线菌素 D/ 环磷酰胺方案**

(1) 具体用法

长春花碱 1.5mg/m^2,(最大剂量 2mg)iv,5~10 分钟,每周一次,共 8~12 周;

放线菌素 D 300μg/m^2,iv,第 1~5 天;

环磷酰胺 150mg/m^2,ivdrip,第 1~5 天。

(2) 注意事项

● 本方案的疗效由 GOG 开展的临床研究进行评估,使用对象为初治卵巢恶性生殖细胞肿瘤患者,结果发表于 *Cancer. 1985 Jul*。已有研究者在复发性卵巢恶性生殖细胞肿瘤患者中评价了该方案的效果。

● 需要注意的是,对于年龄 <13 岁的患者,长春花碱每日剂量增加至 2.0mg/m^2、放线菌素 D 增加至每日 400μg/m^2。

● 推荐至少给予 10 疗程化疗。

第十章

卵巢恶性性索间质肿瘤化疗

第一节　卵巢恶性性索间质肿瘤化疗指征

卵巢恶性性索间质肿瘤I期低危,即IA/IB期,组织分化好的患者可观察。I期高危,即IC期、组织分化差,或中危(指有异源成分),可观察或化疗。Ⅱ~Ⅳ期推荐化疗或对局限性病灶放疗。

第二节　卵巢恶性性索间质肿瘤推荐化疗方案

由于卵巢恶性性索间质肿瘤发病率较低,病例数较少,很难开展RCT研究,专门针对该类肿瘤的高质量证据不多。

无论是一线化疗还是复发的卵巢恶性性索间质肿瘤患者的化疗,均可参照卵巢上皮性肿瘤或卵巢恶性生殖细胞肿瘤的化疗方案,如上皮癌的"TC"和恶性生殖细胞肿瘤的"BEP"方案。复发患者更多选用复发性卵巢恶性生殖细胞肿瘤的化疗方案,详见本篇第八章和第九章。

(张丙忠　李　晶　谢玲玲)

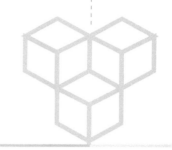

第三篇

子宫体恶性肿瘤的化疗

第十一章

子宫内膜癌的化疗

第一节　子宫内膜癌手术病理分期

　　子宫内膜癌化疗指征依据 FIGO 2009 修订的子宫内膜癌手术 - 病理分期,见表 3-1。

表 3-1　FIGO 子宫内膜癌手术 - 病理分期(2009 年)

FIGO 分期	
I 期	肿瘤局限于子宫体
IA	肿瘤无肌层浸润或浸润肌层深度 <1/2
IB	肿瘤浸润肌层深度 ≥1/2
II 期	肿瘤浸润宫颈间质,但未超出子宫外
III 期	肿瘤局部和(或)区域扩散
IIIA	肿瘤侵犯子宫浆膜层和(或)附件
IIIB	阴道和(或)宫旁受累
IIIC	盆腔和(或)腹主动脉旁淋巴结转移
IIIC1	盆腔淋巴结转移
IIIC2	腹主动脉旁淋巴结,有 / 无盆腔淋巴结转移
IV 期	肿瘤侵犯膀胱和(或)直肠黏膜;和(或)发生远处转移
IVA	肿瘤侵犯膀胱和(或)直肠黏膜
IVB	远处转移,包括腹腔内和(或)腹股沟淋巴结转移

第二节 子宫内膜癌化疗指征

子宫内膜癌以手术治疗为主,放射治疗在子宫内膜癌的治疗中也发挥非常重要的作用。子宫内膜癌术后患者的补充治疗常常需要化疗和放疗相结合。

I期患者的术后辅助治疗需结合肿瘤分期、组织分化和有无高危因素。高危因素包括:年龄 >60 岁;淋巴脉管间隙(LVSI)阳性;肿瘤直径 >2cm 和肿瘤侵犯子宫峡部或宫颈腺体。I期子宫内膜癌患者的术后辅助治疗见表 3-2。

表 3-2　I期子宫内膜癌患者的术后辅助治疗

FIGO 分期	高危因素	G1	G2	G3
IA 期	无	观察	观察或后装	
	有	观察或后装	观察或后装和(或)外照射	后装和(或)外照射 ± 化疗
IB 期	无	观察或后装		后装和(或)外照射 ± 化疗
	有	观察或后装和(或)外照射		外照射和(或)后装 ± 化疗

II期子宫内膜癌患者的术后辅助治疗不需考虑高危因素,但需结合组织分级和手术方式,见表 3-3。

表 3-3　II期子宫内膜癌患者的术后辅助治疗

手术方式		G1	G2	G3
筋膜外子宫切除术		后装和(或)外照射		外照射 ± 后装 ± 化疗
广泛全宫切除术	切缘阴性淋巴结阴性	观察或同上处理		
	切缘阳性和(或)淋巴结阳性	已升级为III期,按III期处理		

Ⅲ期子宫内膜癌患者的术后辅助治疗不需考虑高危因素和组织分级,只需考虑分期,见表 3-4。

表 3-4　Ⅲ期子宫内膜癌患者的术后辅助治疗

分期	无需考虑肿瘤分级
ⅢA,ⅢC	化疗和(或)外照射 ± 阴道后装
ⅢB	化疗和(或)外照射 + 阴道后装

Ⅳ期子宫内膜癌患者的术后辅助治疗见表 3-5。

表 3-5　Ⅳ期子宫内膜癌患者的术后辅助治疗

ⅣA/ⅣB 已行减灭术并无肉眼残存病灶或显微镜下腹腔病灶	化疗 ± 外照射 ± 后装

高危病理组织类型子宫内膜癌包括:浆液性腺癌、透明细胞癌、未分化 / 去分化癌和癌肉瘤,这些患者仅在ⅠA 期且子宫切除标本没有肿瘤残留时可考虑不化疗,其他患者均需要化疗,必要时补充放疗。

对于晚期和复发的子宫内膜癌患者,化疗则是主要的治疗手段。

第三节　子宫内膜癌的化疗方案

1. 紫杉醇 / 卡铂 TC 方案 3 周疗方案(NCCN 指南 2A 级推荐)

具体用法参阅"第二篇 / 第八章 / 第一节""初治上皮性卵巢癌一线化疗方案"中的"TC"方案。

【注意事项】

● 本方案适用于所有子宫体肿瘤,包括子宫内膜癌和子宫肉瘤。本方案经过 GOG 48、GOG 107、GOG 139、GOG

163、GOG 177、GOG 209 等六个 RCT 研究,已确定为子宫内膜癌首选化疗方案。

- 对于有化疗指征者,逸仙推荐I/II期使用 3~6 疗程、III/IV期至少 6 疗程。
- 对于需要同时接受放疗的患者,可选择夹心法,即先化疗 3 疗程,接着完成放疗,放疗结束后再继续化疗 3 疗程。近期 PORTEC 3 研究采用序贯治疗方法,即术后先完成顺铂同期放化疗,放疗结束后再用 TC 方案化疗 4 疗程。逸仙推荐序贯治疗方法。

2. 紫杉醇／卡铂／曲妥珠单抗 3 周疗方案(NCCN 指南 2A 级推荐)

针对 HER2/neu 阳性的子宫内膜浆液性癌患者,NCCN 子宫肿瘤诊治指南 2018 第 2 版在 TC 方案的基础上增加了曲妥珠单抗。

曲妥珠单抗(trastuzumab,赫赛汀)

(1) **具体用法**:曲妥珠单抗 6mg/kg,ivdrip,每 3 周用药 1 次。

(2) **注意事项**

- 曲妥珠单抗是抗 Her 2 的单克隆抗体,它通过将自己附着在 Her2 上来阻止人体表皮生长因子在 Her2 上的附着,从而阻断癌细胞的生长,还可以刺激身体自身的免疫细胞去摧毁癌细胞。
- 由耶鲁医学院的临床研究者通过 RCT 评价了该方案的效果,结果发布在 *Journal of Clinical Oncology. 2018 Jul*。结果显示使用曲妥珠单抗可将患者的中位无复发生存时间延长 4.6 个月。延长无复发生存时间这一益处在初治和复发患者中均可以观察到。
- 本方案的适用人群为 HER2/neu 阳性的初治或复发性子宫内膜浆液性癌患者。需要注意的是,HER2/neu 阳性是指对肿瘤组织(原发或转移)蜡块进行免疫组化染色,评分为 2+ 或 3+ 且通过 FISH 进行基因扩增,确证这一结果。

● 单抗用药分为两个阶段,第一阶段与化疗同步(3 周疗),化疗结束后继续用药,直至肿瘤发生进展。首次输注时间约为 90 分钟。如果患者在首次输注时耐受性良好,后续输注可改为 30 分钟。

● 曲妥珠单抗具有心肌毒性,可导致左心室功能不全、心律失常、高血压、症状性心力衰竭、心肌病和心源性死亡。用药前必须进行心脏彩超和心电图检查,特别需要关注左室射血分数,治疗期间也须经常密切监测 LVEF。出现下列情况时,应停止曲妥珠单抗治疗至少 4 周,并每 4 周检测 1 次 LVEF:LVEF 较治疗前绝对数值下降 $\geq 16\%$;LVEF 低于该检测中心正常范围并且 LVEF 较治疗前绝对数值下降 $\geq 10\%$;4~8 周内 LVEF 回升至正常范围或 LVEF 较治疗前绝对数值下降 $\leq 15\%$,可恢复使用曲妥珠单抗;LVEF 持续下降(>8 周),或者 3 次以上因心肌病而停止曲妥珠单抗治疗,应永久停止使用曲妥珠单抗。

● 如果患者既往曾接受多柔比星或脂质体多柔比星治疗,使用本药时要求多柔比星或脂质体多柔比星累计剂量不超过 320mg/m^2 且左室功能正常,要求左室射血分数 $\geq 45\%$。

● 本药不可与葡萄糖配伍。

3. 顺铂/多柔比星静脉 3 周疗方案(NCCN 指南 2A 级推荐)

(1)具体用法

多柔比星 45mg/m^2+ 5% GS 250ml,ivdrip,60 分钟;
顺铂 50mg/m^2+ 0.9% NaCl 500ml,ivdrip,60 分钟。

(2)注意事项

● 本方案发表于 *Gynecol Oncol. 2009 Mar*。是由 GOG 领衔开展的临床研究,该研究招募患者为发生全身转移的 Ⅳ期内膜癌患者。本方案为 3 周疗。

● 顺铂应用注意事项见"第二篇/第八章/第一节"中

"紫杉醇/顺铂静脉-腹腔化疗方案"注意事项。

● 多柔比星应用注意事项见"第二篇/第八章/第一节"中的"AC"方案。

4. 顺铂/多柔比星/紫杉醇(CAP)静脉3周疗方案(NCCN指南2A级推荐)

(1) **预处理**：见"第二篇/第八章/第一节""TC"方案。

(2) **具体用法**

紫杉醇 $160mg/m^2$；

　　紫杉醇 30mg + 0.9% NaCl 100ml,ivdrip,30分钟；

　　紫杉醇 余量 + 0.9% NaCl 500ml,ivdrip,2.5小时；

多柔比星 $45mg/m^2$ + 5% GS 250ml,ivdrip,60分钟；

顺铂 $50mg/m^2$ + 0.9% NaCl 500ml,ivdrip,60分钟。

(3) **注意事项**

● 本方案发表于 *Gynecol Oncol. 2009 Mar*。是由 GOG 领衔开展的临床研究,该研究招募患者为发生全身转移的Ⅳ期内膜癌患者。

● 本方案为3周疗,原始研究用药顺序为第一天使用多柔比星和顺铂,第二天使用紫杉醇,根据紫杉醇的药理学特点,我们建议改为第一天使用紫杉醇,第二天使用多柔比星和顺铂。

● 本方案毒性反应明显,推荐第3天开始常规使用G-CFS。

● 其他注意事项见"第一篇/第一章/第一节"相关内容。

5. **卡铂/多烯紫杉醇**　参阅"第二篇/第八章/第一节"相关内容。

6. **子宫内膜癌肉瘤化疗方案**　参阅本篇"第十一章子宫肉瘤的化疗"。

第十二章

子宫肉瘤的化疗

第一节　子宫肉瘤手术病理分期

本章子宫肉瘤化疗指征依据 FIGO 2009 子宫平滑肌肉瘤和子宫内膜间质肉瘤手术病理分期,见表 3-6。子宫癌肉瘤分期方法与子宫内膜癌 FIGO 2009 手术病理分期相同。

表 3-6　子宫平滑肌肉瘤和子宫内膜间质肉瘤分期(FIGO 2009)

FIGO 分期	
I期	肿瘤局限于子宫
IA	肿瘤直径 ≤ 5cm
IB	肿瘤直径 >5cm
II期	肿瘤超出子宫扩散并局限于盆腔
IIA	附件受累
IIB	盆腔其他组织受累
III期	肿瘤扩散至腹腔(不包括宫底突向腹腔)
IIIA	播散病灶 1 处
IIIB	播散病灶 ≥2 处
IIIC	盆腔和(或)腹主动脉旁淋巴结转移
IV期	肿瘤侵犯膀胱和(或)直肠;或发生远处转移
IVA	肿瘤侵犯膀胱和(或)直肠
IVB	远处转移

第二节　子宫肉瘤化疗指征

子宫肉瘤术后辅助治疗包括化疗、放疗和内分泌治疗，需根据不同组织类型、组织分级和分期综合分析考虑。

一、子宫平滑肌肉瘤

Ⅰ期子宫平滑肌肉瘤可选择：观察或考虑化疗（NCCN 指南 2B 级推荐）；Ⅱ和Ⅲ期可选择：考虑化疗和（或）考虑外照射放疗；ⅣA 期行化疗和（或）外照射放疗；ⅣB 期行化疗 ± 姑息性外照射放疗。

二、子宫内膜间质肉瘤

低级别子宫内膜间质肉瘤（ESS）：Ⅰ期可选择观察（特别是绝经后和已切除双附件患者）或去雌激素治疗（NCCN 指南 2B 级推荐）；Ⅱ、Ⅲ和ⅣA 期行去雌激素治疗，加或不加盆腔外照射放疗（放疗的证据等级为 2B 级）；ⅣB 期行去雌激素治疗，根据情况行姑息性盆腔外照射放疗。

高级别子宫内膜间质肉瘤和未分化子宫肉瘤（UUS）：Ⅰ期可选择观察或考虑化疗（2B 级证据）；Ⅱ和Ⅲ期可选择：考虑化疗和（或）考虑盆腔外照射放疗；ⅣA 期行化疗和（或）盆腔外照射放疗；ⅣB 期行化疗加或不加姑息性外照射放疗。

三、子宫癌肉瘤

所有癌肉瘤患者术后均需要接受化疗。

第三节　子宫肉瘤化疗方案

1. **多烯紫杉醇 / 吉西他滨静脉 3 周疗方案**(NCCN 指南 2A 级推荐)

天数	吉西他滨	多烯紫杉醇
1	+	−
8	+	+

(1) **预处理**：地塞米松 8mg，每天 2 次，多烯紫杉醇给药前共服 3 天。

(2) **具体用法**

吉西他滨　900mg/m^2 + 0.9%NaCl 100ml，ivdrip，90 分钟；

多烯紫杉醇 75mg/m^2 + 0.9%NaCl(或 5%GS) 250ml，ivdrip，60 分钟。

(3) **注意事项**

● 该方案主要适用于子宫平滑肌肉瘤患者，是目前治疗子宫平滑肌肉瘤的首选化疗方案。已有大量研究证实该方案的临床疗效，该方案来自 *Journal of clinical oncology*，*volume 33*，2015。

● 本方案给药方法与其他方案不同，第 1 天吉西他滨单药，第 8 天才用吉西他滨和多烯紫杉醇双药，吉西他滨需要维持 90 分钟。

● 从第 1 天给药开始算起，21 天为 1 疗程，化疗第 8 天开始常规使用 G-CSF 改善血象。

● 如果患者既往有盆腔放疗史，多烯紫杉醇减药至 60mg/m^2，吉西他滨减少至 675mg/m^2。

● 注意多烯紫杉醇预防用药时地塞米松用法与紫杉醇不同。

2. 多柔比星单药静脉 3 周疗方案（NCCN 指南 2A 级推荐）

（1）具体用法

多柔比星 $75mg/m^2$，静脉推注，20 分钟内给完，

或多柔比星 $75mg/m^2$ +5%GS 500ml，ivdrip，维持 6~72 小时。

（2）注意事项

● 自 20 世纪 70 年代起，单药多柔比星一直是治疗子宫肉瘤的首选方案，最早的研究发表于 *Cancer 1974；33*。迄今为止，任何治疗子宫肉瘤的新药临床研究，选择对照组的化疗方案均为单药多柔比星，被公认为治疗子宫肉瘤"金标准"。

● 治疗子宫肉瘤时，多柔比星用量为大剂量。

● 用药后需要常规使用 G-CSF。

● 其他注意事项见"第二篇 / 第八章 / 第一节""AC"方案。

3. olaratumab/ 多柔比星 3 周疗方案（NCCN 指南 2A 级推荐）

（1）具体用法

olaratumab 15mg/kg+0.9% NaCl 500ml，ivdrip；

多柔比星 $75mg/m^2$ +5% GS 500ml，ivdrip，6~72 小时。

（2）注意事项

● olaratumab 是继单药多柔比星后首个被 FDA 加速批准的抗肉瘤新药。验证该药物的临床研究发表于 *Lancet 201；388*。该药属于针对血小板源性生长因子（platelet-derived growth factor，PDGF）受体 α（PDGFα）的单克隆抗体。与该受体结合后可阻断 PDGF-AA、PDGF-BB 和 PDGF-CC 与受体的集合以及后续信号通路的激活。目前，NCCN 指南专家组已推荐该方案作为肉瘤患者治疗的首选。

● 根据 Lancet 发表的临床研究，olaratumab 与单药使

用多柔比星相比,olaratumab 联合多柔比星方案可显著延长肉瘤患者的总生存时间(26.5 个月比 14.7 个月),但联合方案不改善无复发生存时间。

● 该方案为 3 周疗。第 1~8 疗程内,olaratumab 第 1 天和第 8 天给药,第 1 天先用 olaratumab,然后用多柔比星。8 疗程后进行肿瘤评估,如果肿瘤未发生进展则继续单药使用 olaratumab,方法仍为 3 周疗,每疗程可仅第 1 天用药。持续至肿瘤进展。

● olaratumab 常见的毒性反应包括恶心、疲劳、白细胞减少、肌肉骨骼疼痛、黏膜炎等。

● 多柔比星用药注意事项参考"第二篇 / 第八章 / 第一节""AC"方案。

● olaratumab 可在香港购买,商品名为 lartruvo(拉特鲁沃)。

4. **紫杉醇 / 异环磷酰胺方案(NCCN 指南 1 级推荐子宫癌肉瘤患者)**　参阅"第二篇 / 第八章 / 第一节"中"TI"方案。

5. **顺铂 / 异环磷酰胺方案(NCCN 指南 2A 级推荐子宫癌肉瘤患者)**　参阅"第二篇 / 第八章 / 第一节"中"PI"方案。

6. **多柔比星 / 异环磷酰胺静脉 3 周疗方案(NCCN 指南 2A 级推荐子宫肉瘤患者)**

天数	多柔比星	异环磷酰胺
1	+	+
2	−	+
3	−	+

(1)具体用法

多柔比星 75mg/m^2 + 0.9% NaCL 或 5% GS 500ml,ivdrip,

6~72 小时；

异环磷酰胺 2.5g/m² / 天，ivdrip 或静脉推注，第 1~3 天给药。

美司钠：在使用异环磷酰胺给药前 15 分钟、给药后 4 小时和 8 小时给药；剂量为异环磷酰胺使用剂量的 20%；给药方法为静脉推注。

（2）注意事项

• 本方案来自美国学者开展的临床研究，发表于 *European journal of cancer. 2015 Sep*。该研究入组患者为软组织肉瘤，对照组患者均接受多烯紫杉醇 + 吉西他滨方案。结果显示使用后一方案后，患者的无进展生存时间有所延长。

• 异环磷酰胺和多柔比星使用注意事项见相关章节。

7. 吉西他滨 / 达卡巴嗪静脉 2 周疗方案（NCCN 指南 2A 级推荐）

（1）具体用法

吉西他滨 1800mg/m²+ 0.9% NaCl 500ml，由此算出总给药量后，按照每分钟 10mg/m² 静脉持续给药；

达卡巴嗪 500mg/m²+5% GS 250ml，ivdrip，20 分钟。

（2）注意事项

• 本方案来自西班牙学者开展的临床研究（*Journal of clinical oncology. 2011 June*），针对既往已接受过治疗的晚期肉瘤患者。使用本方案后患者的中位无进展生存时间和总生存时间分别为 4.2 个月和 16.8 个月。对照组患者单用达卡巴嗪（1200mg/m²，3 周疗程），中位无进展生存时间和总生存时间分别为 2 个月和 8.2 个月。

• 本方案为 2 周疗，先用吉西他滨，后用达卡巴嗪。注意吉西他滨总用量大，需要持续静脉维持给药。改变用药方式后，该方案的毒性反应显著降低，使用此方案可连续 12 疗程。如果毒性反应明显，可将本方案改为 3 周疗。

两种药物均可根据毒性反应减量,但吉西他滨不应少于 $1200mg/m^2$、达卡巴嗪不少于 $400mg/m^2$。

8. 达卡巴嗪 3 周疗(NCCN 指南 2A 级推荐)

(1) 具体用法

达卡巴嗪 $1200mg/m^2$+5% GS 250ml,ivdrip,20 分钟。

(2) 注意事项

● 在多项针对肉瘤患者开展的临床研究中,本方案已成选择对照组采用的"金标准"。

● 如果毒性反应明显可考虑减量,但总剂量不低于 $800mg/m^2$。

9. trabectedin(曲贝替定)(NCCN 指南 2A 级推荐)

(1) 具体用法:地塞米松 20mg,静脉推注(trabectedin 给药前 30 分钟);trabectedin $1.5mg/m^2$,通过中心静脉管给药。

(2) 注意事项

● trabectedin 最初是从海洋生物(被囊动物红树海鞘)中提取出的抗癌药物。目前已被 FDA 批准作为肉瘤的治疗药物。评价该药物疗效的研究发表于 *Journal of clinical oncology 2016 Mar*。该研究显示,与使用达卡巴嗪的子宫平滑肌肉瘤患者相比,使用 trabectedin 可延长无进展生存时间(4.0 个月比 1.5 个月),但不改善总生存(13.4 个月比 12.9 个月)。

● NCCN 指南指出全部常规治疗方案已无效的肉瘤患者可考虑使用该药,特别是既往已反复使用含蒽环类化疗方案但疾病仍然进展的患者。

● 用药前必须使用地塞米松,由于药物一旦外渗将导致严重的组织坏死,因此,必须通过中心静脉给药。

● 已知患有高危型高血压的患者禁用。

● 该药可在香港购买,商品名 YONDELIS。

10. **来曲唑**（NCCN 指南 2A 级推荐）

（1）具体用法

来曲唑 2.5mg，每天一次，口服持续使用。

（2）注意事项

● 雌激素 / 孕激素受体阳性的子宫平滑肌肉瘤患者可从来曲唑的治疗中获得最大的益处。该研究结果发表于 *Cancer 2014 Mar*。

● NCCN 指南推荐来曲唑可作为低级别子宫内膜间质肉瘤患者内分泌治疗的首选药物。

11. **其他可用于治疗子宫肉瘤的内分泌药物**

（1）GnRHa（NCCN 指南 2B 级推荐）：用于低级别子宫内膜间质肉瘤、雌激素 / 孕激素受体阳性的子宫平滑肌肉瘤。

（2）甲地孕酮：用于低级别子宫内膜间质肉瘤（NCCN 指南 2A 级推荐）和雌激素 / 孕激素受体阳性的子宫平滑肌肉瘤（NCCN 指南 2B 级推荐）。剂量 160~320mg/d。

（3）醋酸甲羟孕酮：用于低级别子宫内膜间质肉瘤（NCCN 指南 2A 级推荐）和雌激素 / 孕激素受体阳性的子宫平滑肌肉瘤（NCCN 指南 2B 级推荐）。剂量 500~1000mg/d。

（吴妙芳　卢淮武　刘畅浩　李　晶）

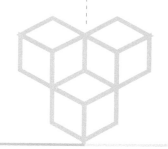

第四篇

子宫颈癌的化疗

第十三章

子宫颈癌的临床分期

本章推荐的治疗方案依据 FIGO 2009 子宫颈癌临床分期,见表 4-1。

表 4-1　子宫颈癌临床分期(FIGO 2009)

FIGO 分期	
I期	肿瘤局限于子宫颈(扩展至子宫体可被忽略)
IA	镜下浸润癌,间质浸润深度 ≤ 5.0mm,水平浸润范围 ≤ 7.0mm
IA1	间质浸润深度 ≤ 3.0mm,水平浸润范围 ≤ 7.0mm
IA2	间质浸润深度 >3.0mm,但不超过 5.0mm,水平浸润范围 ≤ 7.0mm
IB	临床肉眼可见病灶局限于子宫颈,或是镜下病灶大于IA 期
IB1	病灶最大直径 ≤ 4.0cm
IB2	病灶最大直径 >4.0cm
II期	肿瘤已经超出子宫颈,但未达盆壁或未达阴道下 1/3
IIA	无宫旁组织浸润
IIA1	病灶最大直径 ≤ 4.0cm
IIA2	病灶最大直径 >4.0cm
IIB	肿瘤浸润宫旁组织但未达到盆壁

续表

FIGO 分期	
Ⅲ期	肿瘤侵及盆壁,三合诊时盆壁与肿瘤之间无间隙,和(或)肿瘤侵及阴道下 1/3,和(或)导致肾盂积水 / 无功能肾
ⅢA	肿瘤侵及阴道下 1/3 但未到达盆壁
ⅢB	肿瘤侵及盆壁或导致肾盂积水 / 无功能肾
Ⅳ期	肿瘤超出真骨盆或侵及膀胱或直肠黏膜
ⅣA	肿瘤侵及盆腔邻近器官
ⅣB	肿瘤侵及远处器官

第十四章

子宫颈癌的化疗指征

子宫颈癌主要的治疗方法为手术和放疗,化疗用于以下几方面。

1. 同期放化疗:即子宫颈癌放疗过程中的化疗增敏。
2. 晚期、转移患者的全身治疗。
3. 复发患者的化疗。
4. 新辅助化疗。

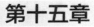

第十五章

子宫颈癌放疗过程中化疗增敏方案

1. 单药顺铂周疗增敏方案(首选,NCCN 指南 1 级推荐)

(1) **具体用法**:顺铂 $40mg/m^2$ + 0.9% NaCl 500ml,ivdrip,60 分钟;周疗,共 6 疗程。

(2) **注意事项**

● 该方案经历了一系列高质量临床研究和 Meta 分析的评估,其中最为重要的临床研究为 GOG109(*New England Journal of Medicine 1999. Apr*),该研究推荐的单药顺铂周疗方案是目前子宫颈癌同期放化疗中最"经典"的方案。

● 在 GOG109 之后,大量 RCT 证实了顺铂单药增敏的效果,亦有研究证实顺铂 $30mg/m^2$ 也可起到良好的效果(*Gynecologic oncology 2008 Jan*),但小于 $25mg/m^2$ 无效。我科经过摸索,也发现我国南方患者很难耐受顺铂超过 30mg/m^2 的剂量。

● 使用顺铂时要注意止呕和水化。

2. 顺铂 /5-Fu 4 周疗增敏方案(首选,NCCN1 级推荐)

(1) **具体用法**

顺铂 $50mg/m^2$ + 0.9% NaCl 500ml,ivdrip,60 分钟;

5-Fu $4000mg/m^2$ + 0.9% NaCl 500ml,ivdrip,96 小时。

(2) **注意事项**

● GOG109(*New England Journal of Medicine 1999. Apr*)

评价了该方案的疗效,该研究推荐的联合方案是目前子宫颈癌同期放疗中最"经典"的方案。

- 放疗期间共用 2 疗程,先用顺铂后用 5-Fu,5-Fu 需要持续静脉点滴维持,故最好使用微量泵给药。

- 其他注意事项同上。

3. **顺铂 / 紫杉醇联合 4 周疗增敏方案**

(1) **紫杉醇预处理见"第二篇 / 第八章 / 第一节 / 初治上皮性卵巢癌的化疗" 中的 "TC" 方案。**

(2) **具体用法**

顺铂 $70mg/m^2$ + 0.9% NaCl 500ml,ivdrip,60 分钟;

紫杉醇 $135mg/m^2$ + 0.9% NaCl 500ml,ivdrip;

　　紫杉醇 30mg + 0.9% NaCl 100ml,ivdrip,30 分钟;

　　紫杉醇 余量 + 0.9% NaCl 500ml,ivdrip,2.5 小时;

(3) **注意事项**

- 这一方案未被 NCCN 指南推荐,但目前已有前瞻性临床研究评价了该方案的效果,从现有证据来看,该方案与经典顺铂单药方案效果类似(*Gynecologic oncology 2015 June*;*International Journal of Radiation Oncology Biology Physics 2013. 86*)。

- 为 4 周疗,整个放疗过程中可给予 2 次。

- 使用紫杉醇和顺铂的注意事项参见前述相关方案。

第十六章

晚期和复发性子宫颈癌的一线化疗方案

1. 顺铂/紫杉醇/贝伐单抗静脉3周疗方案（NCCN指南1级推荐）

药物名称	剂量	途径	时间
紫杉醇	135mg/m^2	ivdrip	第1天（至少3小时）
顺铂	50mg/m^2	ivdrip	第1天
贝伐单抗	15mg/kg	ivdrip	第1天

（1）**具体用法**

紫杉醇

　　紫杉醇30mg + 0.9% NaCl 100ml，ivdrip，30分钟；

　　紫杉醇余量 + 0.9% NaCl 500ml，ivdrip，2.5小时；

顺铂50mg/m^2+0.9% NaCl 500ml，ivdrip；60分钟；

贝伐单抗15mg/kg+0.9% NaCl 100ml，ivdrip，30~90分钟。

（2）**注意事项**

● GOG 240研究评价了这一方案的治疗效果。该研究发表于 *New England Journal of Medicine 2014. Feb*。本方案适用于晚期、复发性子宫颈癌患者。在该方案中，使用贝伐单抗患者的中位生存时间较不使用该药的患者延长3.7个月。根据我国患者实际的经济情况，我们不推荐把贝伐单抗作为首选。

● 对于晚期和复发性子宫颈癌患者，可连续使用本方案直至肿瘤发生进展或出现无法耐受的并发症。

● 紫杉醇预处理和顺铂、贝伐单抗使用注意事项见前述相关章节。

2. 顺铂/紫杉醇静脉3周疗方案(NCCN指南1级推荐)

药物名称	剂量	途径	时间
紫杉醇	$135mg/m^2$	ivdrip	第1天(持续24小时或3小时)
顺铂	$50mg/m^2$	ivdrip	第2天

(1) 具体用法

紫杉醇

紫杉醇 30mg + 0.9% NaCl 100ml，ivdrip，30分钟；

紫杉醇 余量 + 0.9% NaCl 500ml，ivdrip，2.5小时或24小时；

顺铂 $50mg/m^2$+0.9% NaCl 500ml，ivdrip；60分钟。

(2) 注意事项

● GOG 169、GOG 204等多项研究评价了本方案的疗效，目前该方案是晚期、复发性子宫颈癌治疗的"金标准"(*Journal of clinical oncology. 2009 Oct*；*Journal of clinical oncology. 2004 Aug*)。

● 本方案中紫杉醇原始用法是静脉滴注至少维持24小时。根据卵巢癌患者的使用经验，紫杉醇使用时间可更改为超过3小时即可。

● *Journal of clinical oncology. 2004 Aug* 报道单药使用顺铂的客观缓解率为19%，而顺铂联合紫杉醇后，肿瘤客观缓解率显著提高，可达到36%。联合用药后可显著提高患者的无复发生存时间(中位时间2.8个月比4.8个月)，但联合用药不改善总生存时间（中位时间 8.8 个月比 9.7个月）。

- 紫杉醇预处理及其他使用注意事项见前述相关章节。

3. **拓扑替康 / 紫杉醇 / 贝伐单抗静脉方案**（NCCN 指南 1 级推荐）

药物名称	剂量	途径	时间
紫杉醇	175mg/m^2	ivdrip	第 1 天（至少 3 小时）
拓扑替康	0.75mg/m^2	ivdrip	第 1~3 天（至少 30 分钟）
贝伐单抗	15mg/kg	ivdrip	第 1 天

（1）**具体用法**

紫杉醇

　　紫杉醇 30mg + 0.9% NaCl 100ml, ivdrip, 30 分钟；

　　紫杉醇 余量 + 0.9% NaCl 500ml, ivdrip, 2.5 小时；

拓扑替康 0.75mg/m^2+0.9% NaCl 或 5%GS 45ml, ivdrip,30 分钟用完；

贝伐单抗 15mg/kg+0.9% NaCl 100ml, ivdrip,30~90 分钟。

（2）**注意事项**

- GOG 240 研究评价了这一方案，适用于晚期、复发性子宫颈癌患者。发表于 *New England Journal of Medicine 2014. Feb*。

- 可连续使用本方案直至肿瘤发生进展或出现无法耐受的并发症。

- 先使用紫杉醇后用拓扑替康。

- 使用拓扑替康注意事项见"第二篇 / 第八章 / 第二节""6. 拓扑替康（Topotecan）单药方案"。紫杉醇和贝伐单抗使用注意事项见前述相关章节。

4. 卡铂/紫杉醇静脉3周疗方案(NCCN指南1级推荐)

药物名称	剂量	途径	时间
紫杉醇	175mg/m^2	ivdrip	第1天(至少3小时)
卡铂	AUC 5	ivdrip	第1天(至少1小时)

(1) 具体用法

紫杉醇

　紫杉醇30mg + 0.9% NaCl 100ml, ivdrip, 30分钟;

　紫杉醇余量 + 0.9% NaCl 500ml, ivdrip, 2.5小时;

卡铂(AUC 5)+5% GS 500ml, ivdrip, 1小时。

(2) 注意事项

● 本方案适用于既往已使用顺铂化疗的宫颈癌患者。JGOG 0505等多项临床研究已评价了该方案的效果。与顺铂联合紫杉醇相比,该方案患者的耐受性更好,且预后无差异(*Journal of clinical oncology. 2015 July*)。

● 对于既往无顺铂使用史的患者,仍推荐首选顺铂/紫杉醇。

● 先使用紫杉醇后使用卡铂。

● 紫杉醇预处理和其他注意事项见"第二篇/第八章/第一节"中的"TC"方案。

5. 拓扑替康/紫杉醇静脉3周疗方案(NCCN指南2A级推荐)

用药方案和注意事项参考本节拓扑替康/紫杉醇/贝伐单抗方案。适用于晚期和复发性子宫颈癌患者(*New England Journal of Medicine 2014. Feb*)。

6. 顺铂 / 拓扑替康静脉 3 周疗方案（NCCN 指南 2A 级推荐）

药物名称	剂量	途径	时间
拓扑替康	0.75mg/m^2	ivdrip	第 1~3 天（至少 30 分钟）
顺铂	50mg/m^2	ivdrip	第 1 天

（1）**具体用法**

拓扑替康 0.75mg/m^2+0.9% NaCl 或 5%GS 45ml，ivdrip，30 分钟；

顺铂 50mg/m^2+0.9% NaCl 500ml，ivdrip，60 分钟。

（2）**注意事项**

● GOG179 评价了本方案的疗效（*Journal of clinical oncology. 2005 July*）。结果显示与单用顺铂相比，本方案可改善子宫颈癌患者无进展复发率和总生存率。适用于晚期和复发性子宫颈癌患者。

● 与顺铂 / 紫杉醇和卡铂 / 紫杉醇方案相比，本方案的毒性反应显著增加。

● 拓扑替康和顺铂使用注意事项见相关章节。

7. 顺铂 / 吉西他滨静脉 4 周疗方案（NCCN 指南 3 级推荐）

药物名称	剂量	途径	时间
吉西他滨	800mg/m^2	ivdrip	第 1 天
顺铂	30mg/m^2	ivdrip	第 1 天
吉西他滨	800mg/m^2	ivdrip	第 8 天

（1）**具体用法**

吉西他滨 800mg/m^2 + 0.9% NaCl 100ml，ivdrip，第 1 天；

顺铂 30mg/m^2 + 0.9% NaCl 500ml，ivdrip，第 1 天；

吉西他滨 $800mg/m^2$ + 0.9% NaCl 100ml,ivdrip,第 8 天。

(2) 注意事项

• GOG 开展的研究评价了该方案的疗效 *Gynecologic Oncology.* (100) 2006。适用于晚期和复发性宫颈癌患者。

• 本方案为 4 周疗,第 3 周和第 4 周不用药。

• 第 8 天血象达到中性粒细胞 $\geq 1.0 \times 10^9$/L、血小板 $\geq 75 \times 10^9$/L 即可给药。如果患者发生Ⅳ度骨髓抑制或中性粒细胞减少性发热,可考虑减药,顺铂最低剂量为 $20mg/m^2$,吉西他滨剂量小于 $<800mg/m^2$ 时效果显著减弱,因此,减量方法为不使用第 8 天的药物。

• 使用顺铂时要注意止呕和水化。

8. 顺铂/VP-16 静脉 3 周疗方案(逸仙妇瘤子宫颈小细胞癌首选)

(1) 具体用法

VP-16 $100mg/(m^2 \cdot d)$ + 0.9% NaCl 600ml,ivdrip,第 1~3 天;
顺铂 $70mg/m^2$ + 0.9% NaCl 500ml,ivdrip,第 1 天。

(2) 注意事项

• 在针对宫颈小细胞癌患者的临床研究中,台湾学者开展的研究报道的样本量最大,该研究发表于 *European Journal of Cancer. 2012* (48)。结果显示,该方案可能改善子宫颈小细胞癌患者的预后。

• 我们所用的方案来自肺小细胞癌,目前该方案为 NCCN 肺癌诊疗指南所推荐。

• 使用顺铂时要注意止呕和水化。

第十七章

晚期和复发性子宫颈癌的单药化疗方案

1. **顺铂 3 周疗方案**（NCCN 指南 2A 级推荐）

（1）**具体用法**：顺铂 $50mg/m^2$ + 0.9% NaCl 500ml,ivdrip。

（2）**注意事项**

● 大量临床研究证实,顺铂是子宫颈癌治疗中最有效的单药。该药在子宫颈癌治疗中具有举足轻重的作用。*Journal of clinical oncology. 2004 Aug* 发表的临床研究评价了顺铂单药和顺铂联合紫杉醇治疗晚期/复发性子宫颈癌的效果,是目前子宫颈癌治疗中最经典和最重要的临床研究,该研究报道单药使用顺铂的客观缓解率为 19%。

● 使用单药顺铂为 3 周疗。

● 使用顺铂单药时,减量需要极其慎重,骨髓毒性或既往放疗史都不是减少顺铂用药剂量的理由,只有出现 4 度恶心或呕吐、2 度周围神经毒性才考虑减量,低于 $25mg/m^2$ 将不起治疗效果。

● 使用顺铂时要注意止呕和水化。

2. **卡铂 4 周疗方案**（NCCN 指南 2A 级推荐）

（1）**具体用法**：卡铂 $400mg/m^2$ + 5% GS 500ml,ivdrip。

第一疗程用药结束后,如果未观察到毒性反应,后续可将用药剂量增加至 $500mg/m^2$。

(2) 注意事项

● 卡铂治疗晚期和复发性子宫颈癌的研究由美国西南肿瘤学组开展,结果发表于 *Gynecologic Oncology.（39）1990*。该研究报道使用卡铂单药后的客观缓解率为 15%。

● 由于晚期和复发性子宫颈癌患者多数既往已接受顺铂治疗,存在不同程度的肾损伤,因此,使用肌酐清除率计算卡铂剂量,会显著减少药物使用量,因此这些患者使用的卡铂计算与常用方法不同,只考虑体表面积。

3. 紫杉醇

(1) **具体用法**：紫杉醇 175mg/m^2,ivdrip,维持 24 小时或 3 小时。

(2) **注意事项**

● GOG 开展的临床研究在晚期和复发性子宫颈癌患者中评价了使用紫杉醇单药的效果,该研究发表于 *Journal of clinical oncology. 1996 Mar*。结果显示紫杉醇单药治疗晚期和复发性子宫颈癌的缓解率为 17%。

● 对于既往有盆腔放疗史的病人首次紫杉醇用药剂量需要减少至 135mg/m^2。如果患者首次使用 175mg/m^2 后无显著毒副反应,可将剂量提高,最大至 200mg/m^2。如果首次用药后毒性反应明显,可减低紫杉醇剂量,但最少不低于 110mg/m^2。

● 紫杉醇预处理和用药注意事项见"第二篇 / 第八章 / 第一节"中的"TC"方案。

第十八章

晚期和复发性子宫颈癌其他化疗方案

本章介绍的方案均为 NCCN 2B 级推荐。

1. 白蛋白紫杉醇单药周疗方案

周次	白蛋白紫杉醇
1	+
2	+
3	+
4	−

(1) **具体用法:**白蛋白紫杉醇 125mg/m^2 + 0.9% NS 40ml, ivdrip, 30 分钟。

(2) **注意事项**

• 该方案来自 GOG 开展的研究,出自 *Gynecologic Oncology*, *December 2012*,该研究针对复发性子宫颈癌患者。

• 白蛋白紫杉醇不需要预处理,因此也可用于对紫杉醇过敏的患者。

• 目前 NCCN 指南中推荐的白蛋白紫杉醇在子宫颈癌中的应用方案为单药周疗。三周疗方案多用于乳腺癌,药物剂量为 260mg/m^2。和铂类联合使用时,根据我们的经验可联合顺铂(3周疗),具体为白蛋白紫杉醇260mg/m² + 顺铂70mg/m²。2017年 *Cancer* 杂志发表的II期临床研究报道(*Cancer, October 2016*)对于晚期、复发性和转移子宫颈癌患者可采用白蛋白紫杉醇联合奈达铂进行3周疗,方案为白蛋白紫杉醇175mg/m² + 奈达铂80mg/m²。

2. 贝伐单抗单药3周疗方案

(1) **具体用法**:贝伐单抗15mg/kg+0.9% NaCl 100ml,ivdrip,30~90分钟。

(2) **注意事项**

● 该方案来自GOG开展的研究,出自 *Journal of clinical oncology. 2009 Mar*。持续使用贝伐单抗直至肿瘤发生进展。

● 使用贝伐单抗后,患者的中位无进展生存时间和总生存时间分别为3.4个月和7.3个月。

● 贝伐单抗使用注意事项见"第二篇/第八章/第一节""7. 含有贝伐单抗的化疗方案"。

3. 多烯紫杉醇3周疗

(1) **预处理**:地塞米松,8mg,每天2次,自化疗前晚开始应用,共3天。

(2) **具体用法**:多烯紫杉醇100mg/m² +0.9% NaCl(或5% GS)500ml,ivdrip,1小时。

(3) **注意事项**

● GOG开展的临床研究评价了本方案,发表于 *Amerian Journal of Clinical Oncology. 2007 Aug*。患者用药后最好的结果为部分缓解。

● 使用多烯紫杉醇注意事项见"第二篇/第八章/第一节"中"DC"方案。

4. 帕姆单抗(pembrolizumab)

(1) **具体用法**:帕姆单抗2mg/kg或总量200mg,静脉维持30分钟,3周疗程。

(2) 注意事项

● 特别适合于 PD-L1 阳性和微卫星高不稳定(MSI-H)或人类错配修复基因缺失(dMMR)的难治性患者(详见第八篇妇科恶性肿瘤免疫治疗)。

● 用药后可能发生自身免疫性心包炎、自身免疫性胰腺炎等多器官自身免疫反应,严重者可致命。

● NCCN 指南已将该药推荐用于晚期、复发的子宫颈癌患者的治疗中。

(谢玲玲 梁金晓 李 晶)

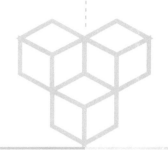

第五篇

外阴癌和阴道癌的化疗

第十九章

外阴癌和阴道癌分期

外阴癌、阴道癌治疗推荐均根据 FIGO 分期,见表 5-1
和表 5-2。

表 5-1　外阴癌 FIGO 分期(2009)

FIGO 分期	
I期	肿瘤局限于外阴,淋巴结无转移
IA	肿瘤最大径线 ≤ 2cm,间质浸润深度 ≤ 1.0mm*
IB	肿瘤最大径线 >2cm,或局限在外阴 / 会阴,间质浸润深度 >1.0mm*
II期	肿瘤侵犯以下任何部位:尿道下 1/3、阴道下 1/3、肛门,不伴淋巴结转移
III期	肿瘤有或(无)侵犯以下任何部位:尿道下 1/3、阴道下 1/3、肛门,伴腹股沟 - 股淋巴结转移
IIIA	
IIIA(i)	1 个淋巴结转移(≥5mm)
IIIA(ii)	1~2 个淋巴结转移(<5mm)
IIIB	
IIIB(i)	≥2 个淋巴结转移(≥5mm)
IIIB(ii)	≥3 个淋巴结转移(<5mm)

　*:浸润深度指从肿瘤最表浅真皮乳头的表皮 - 间质连接处至浸润最深点之间的距离

续表

FIGO 分期	
ⅢC	阳性淋巴结伴囊外扩散
Ⅳ期	肿瘤侵犯其他部位(尿道上 2/3、阴道上 2/3)或远处转移
ⅣA	
ⅣA(i)	肿瘤累及以下任何部位:上尿道和(或)阴道黏膜、膀胱黏膜、直肠黏膜、或固定于盆壁
ⅣA(ii)	腹股沟 - 股淋巴结出现固定或溃疡
ⅣB	包括盆腔淋巴结在内的远处转移

表 5-2　阴道癌 FIGO 分期(1988)

FIGO 分期	
Ⅰ期	肿瘤局限于阴道壁
Ⅱ期	肿瘤侵犯阴道旁组织,但未达盆壁
Ⅲ期	肿瘤侵犯达盆壁
Ⅳ期	肿瘤超出真骨盆,或侵及膀胱黏膜或直肠黏膜;泡状水肿不应归为四期
ⅣA	肿瘤侵及膀胱黏膜和(或)直肠黏膜,和(或)直接蔓延超出真骨盆
ⅣB	肿瘤侵及远处器官

第二十章

外阴癌、阴道癌的化疗

外阴癌和阴道癌的发病率低,外阴癌仅占妇科恶性肿瘤的 5%,阴道癌占 1%。其主要治疗方法为手术和放疗。化疗主要用于晚期和复发患者,有时也用于新辅助化疗。

外阴和阴道癌属于少见类型的肿瘤,因此,针对这两类疾病的前瞻性随机对照研究较难开展,化疗方面的高质量证据极为有限。

对于晚期和复发性外阴/阴道癌患者的化疗,均可借鉴使用子宫颈癌可用的化疗方案。具体方案、用法和注意事项可参考第四篇。

主要的化疗方案如下。

(1) 同期放化疗:顺铂、顺铂/5-Fu。

(2) 系统化疗:顺铂、卡铂、顺铂/紫杉醇、卡铂/紫杉醇、顺铂/吉西他滨、顺铂/长春瑞滨、**贝伐单抗**、帕姆单抗等。

(凌小婷 李 晶)

第六篇

生殖道恶性黑色素瘤的化疗

恶性黑色素瘤是高度恶性的肿瘤，可发生于全身，以体表较多。女性生殖道恶性黑色素瘤多发生于外阴和阴道，子宫颈次之。偶见子宫体和卵巢输卵管。

女性生殖道恶性黑色素瘤以手术治疗为主，对放疗和化疗都不太敏感。从现有证据看，化疗药物中对于恶性黑色素瘤最有效的单药为达卡巴嗪。恶性黑色素瘤是一类生物学行为极为特殊的肿瘤，近年来免疫治疗已成为该病的主要治疗手段，大剂量干扰素已用于黑色素瘤的治疗好多年，但疗效并不确切。抗 PD-1 抗体帕姆单抗已为恶性黑色素瘤的治疗带来希望，具体用药方法可参阅本书第八篇。

第二十一章

恶性黑色素瘤诊断的注意事项

恶性黑色素瘤的诊断直接决定后续治疗的方法。病理学是诊断恶性黑色素瘤的"金标准",虽然既往有"病灶在活检后短期内即容易发生转移"的说法,但从 NCCN 指南提供的证据来看,这一说法并无太多根据。根据 NCCN 指南的推荐,恶性黑色素瘤应当进行全面系统的病理学评估,由于恶性黑色素瘤的病理学评估系统较为复杂,而病理学分类直接影响黑色素瘤的预后甚至治疗方式,因此,对病灶进行规范活检极为重要。根据《NCCN 恶性黑色素瘤 2018 年诊疗指南(第 2 版)》,恶性黑色素瘤的活检要遵循以下原则。

1. 钳夹组织要有适当的宽度。阴性切缘最好在 1~3mm 以内,过窄无法评价浸润深度,而过宽则会影响病理学淋巴结网的准确评价。

2. 活检切口需要进行设计。一方面保证达到"梭形"切口,另一方面要达到一定的切缘。

3. 整层组织切除或圆柱状(keyes)活检以取得最大厚度组织,这两种做法都可以接受。

4. 不推荐表浅刮削活检,这种做法会影响病理学诊断和分类的准确性,仅在病灶估计极为表浅的情况下可以采用这种做法。

5. 如果首次活检取得组织不充分,推荐重复进行活检。

6. 推荐由有色素病变专业的病理科医生完成活检。

7. 恶性黑色素瘤的病理报告作为分期所需的最低标准应包括 Breslow 厚度(以最接近 0.1mm 进行报告)和有无出现溃疡病变。

8. 其他和预后相关的病理学指标包括皮肤有丝分裂率(每 mm^2)、活检组织外周和深部切缘有无受累、有无微卫星病灶。

9. 按照美国皮肤科医师学会推荐,建议活检病理对以下内容进行说明:病变的大体情况、有无血管 - 淋巴管受累、组织亚型、神经受累、有无纤维组织增生、有无侵袭性、有无肿瘤浸润性淋巴细胞、垂直生长期。

10. 可考虑对相同组织学病变进行分子检测。

需要说明的是,以上指引主要针对体表恶性黑色素瘤,疑外阴恶性黑色素瘤可以参照以上方法。阴道或宫颈的黑色素瘤则可能不适合上述方法,病灶小者可局部切除活检,病灶大者则在肿瘤表面取活检明确诊断。

第二十二章

恶性黑色素瘤分期

恶性黑色素瘤一般采用 AJCC 分期,目前最新版本为第 8 版。见表 6-1。

表 6-1　AJCC 2016 恶性黑色素瘤分期(TNM 分期,第 8 版)

原发肿瘤 分期 T	
TX	原发肿瘤厚度无法评估(比如刮削活检诊断者)
T0	无原发肿瘤证据
Tis	原位黑色素瘤
T1	厚度 ≤ 1.0mm
T1a	厚度 <0.8mm 且无溃疡
T1b	厚度 <0.8mm 且有溃疡或 0.8~1.0mm 有或无溃疡
T2	1.0mm< 厚度 ≤2.0mm
T2a	无溃疡
T2b	有溃疡
T3	2.0mm< 厚度 ≤4.0mm
T3a	无溃疡
T3b	有溃疡
T4	厚度 > 4.0mm

续表

区域淋巴结分期 N	
NX	区域淋巴结无法评估(如未进行区域淋巴结活检或之前因为某种原因区域淋巴结已切除)
N0	无区域淋巴结转移证据
N1	1 个淋巴结或者无淋巴结转移但是出现以下转移:移行转移,卫星结节和(或)微卫星转移
N1a	1 个临床隐匿淋巴结转移(镜下转移,例如经前哨淋巴结活检诊断)
N1b	1 个临床显性淋巴结转移
N1c	无区域淋巴结转移但是出现以下转移:移行转移,卫星转移和(或)微卫星转移
N2	2~3 个淋巴结转移或 1 个淋巴结伴有移行转移,卫星转移和(或)微卫星转移
N2a	2~3 个临床隐匿淋巴结转移(镜下转移,例如经前哨淋巴结活检诊断)
N2b	2~3 个淋巴结转移中至少 1 个临床显性淋巴结转移
N2c	至少 1 个临床显性或隐匿淋巴结转移伴有移行转移,卫星转移和(或)微卫星转移
N3	4 个及以上淋巴结;或 2~3 个淋巴结伴有移行转移,卫星转移和(或)微卫星转移;边界不清的淋巴结无论是否伴有移行转移,卫星转移和(或)微卫星转移。
N3a	4 个及以上临床隐匿淋巴结转移(镜下转移,例如经前哨淋巴结活检诊断)
N3b	4 个及以上淋巴结转移中至少 1 个临床显性淋巴结转移或可见边界不清的淋巴结
N3c	2~3 个临床隐匿淋巴结或临床显性淋巴结转移和(或)边界不清的淋巴结伴有移行转移,卫星转移和(或)微卫星转移

续表

远处转移(M)分期	
M0	无远处转移证据
M1	有远处转移
M1a	转移至皮肤、软组织(包括肌肉)和(或)非区域淋巴结转移
M1a(0)	LDH 正常
M1a(1)	LDH 升高
M1b	转移至肺伴或不伴 M1a 转移
M1c	非中枢神经系统的其他内脏转移伴或不伴 M1a 或 M1b 转移
M1d	转移至中枢神经系统转移伴或不伴 M1a 或 M1b 或 M1c 转移

	N0	N1	N2	N3
Tis	0			
T1a	IA	Ⅲ	Ⅲ	Ⅲ
T1b	IB	Ⅲ	Ⅲ	Ⅲ
T2a	IB	Ⅲ	Ⅲ	Ⅲ
T2b	ⅡA	Ⅲ	Ⅲ	Ⅲ
T3a	ⅡA	Ⅲ	Ⅲ	Ⅲ
T3b	ⅡB	Ⅲ	Ⅲ	Ⅲ
T4a	ⅡB	Ⅲ	Ⅲ	Ⅲ
T4b	ⅡC	Ⅲ	Ⅲ	Ⅲ
M1a	Ⅳ	Ⅳ	Ⅳ	Ⅳ
M1b	Ⅳ	Ⅳ	Ⅳ	Ⅳ
M1c	Ⅳ	Ⅳ	Ⅳ	Ⅳ

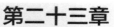

第二十三章

恶性黑色素瘤的化疗

目前恶性黑色素瘤的化疗,最经典的化疗药物是达卡巴嗪。下面介绍其用法。

【达卡巴嗪】

(1) **具体用法:** 达卡巴嗪 1000mg/m² + 5% GS 250ml ivdrip,30 分钟。

(2) **注意事项**

● 达卡巴嗪治疗恶性黑色素瘤的剂量计算方式存在一定差异,本方案来自 CheckMate 037(*Lancet Oncology. 2015 Apr*),也是目前针对恶性黑色素瘤开展的临床研究中使用频率最高的化疗方案。

● 该方案为 3 周疗,具体疗程数可选择 6~8 次,或直至发生肿瘤进展、出现无法耐受的毒副作用。

(李 晶 卢淮武)

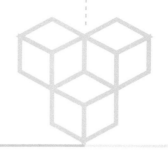

第七篇

妊娠滋养细胞肿瘤的化疗

第二十四章

妊娠滋养细胞肿瘤相关分期和评分系统

第一节　妊娠滋养细胞肿瘤分期及预后评分系统

妊娠滋养细胞肿瘤采用 FIGO 解剖学分期和 WHO 预后评分系统,确定治疗方案时,需将分期和预后评分系统两者相结合,选择合理的化疗方案。

一、妊娠滋养细胞肿瘤解剖学 FIGO 分期(2000 版)

I期	病变局限于子宫
II期	病变扩散,但仍局限在生殖器官(附件、阴道、阔韧带)
III期	病变转移至肺,有或无生殖系统病变
IV期	所有其他转移

二、FIGO/WHO 预后评分系统(2000 版)

评分	0	1	2	4
年龄（岁）	<40	≥40	–	–
前次妊娠	葡萄胎	流产	足月产	
距前次妊娠终止时的时间(月)	<4	4~<7	7~12	>12
治疗前的血清 hCG(IU/L)	$<10^3$	10^3~10^4	10^4~$<10^5$	$≥10^5$
肿瘤最大直径 (cm)(包括子宫)	–	3~<5	≥5	–
转移部位	肺	脾、肾	胃肠道	脑、肝
转移病灶数目	–	1~4	5~8	>8
先前失败化疗	–		单药	两种或两种以上药物

【注意事项】

● 肺转移的有无以及肺部转移灶的个数均以胸片所见为准。

● 不能用葡萄胎清宫前的 hCG 水平进行评分。

● 预后评分 ≤ 6 分为低危,≥7 分为高危,≥12 分为极高危组。分期用Ⅰ、Ⅱ、Ⅲ、Ⅳ表示,用冒号分开,随后用阿拉伯数字表示评分。比如Ⅱ:4。

第二节　妊娠滋养细胞肿瘤化疗中容易误解的概念

由于妊娠滋养细胞肿瘤发病率较低,病例数较少,在确定化疗方案和使用具体的化疗药物过程中,往往容易受到卵巢癌化疗习惯的影响,把卵巢癌的化疗用法想当然的移植到妊娠滋养细胞肿瘤的化疗中。因此,有必要澄清下列两个概念。

1. **化疗周期**　是从化疗第 1 天到下次化疗开始的前 1 天。如 TP 方案为每 3 周一疗程,即为第 1 天给予本疗程化疗,第 22 天给予下一疗程化疗。

2. **化疗间隔**　指不使用药物的时间,也可以理解为患者休息时间。如 FAEV 方案中化疗 5 天,间隔 17~21 天,间隔的 17~21 天内不给予化疗药物,患者休息。间隔 17~21 天的具体选择,主要根据患者对化疗不良反应的耐受性,只要患者能够耐受、不良反应可以恢复,建议取最短时间间隔 17 天,如患者的耐受性差,可以延长间隔时间,选择 21 天,但不超过最长间隔时间。

第二十五章

妊娠滋养细胞肿瘤的单药化疗

第一节 妊娠滋养细胞肿瘤选择单药化疗的适应证及注意事项

确诊为妊娠滋养细胞肿瘤患者,需按照 FIGO 分期 / WHO 预后评分系统(2000 版)进行评分。评分为低危组者可选择单药化疗,常用甲氨蝶呤和放线菌素 -D、氟尿嘧啶、依托泊苷等,有研究显示,放线菌素 -D 疗效可能优于甲氨蝶呤。

若对第一个单药治疗反应欠佳,或毒性大影响继续用药,可改用另一种单药。若单药疗效不佳,或替换单药效果不佳,应改用多药。

若化疗后 hCG 下降明显,在 hCG 正常后至少巩固化疗 1 个疗程;hCG 下降缓慢或病变广泛者,则需巩固 2~3 个疗程。目前依据对单药 MTX 治疗病例的分析,推荐单药化疗时,hCG 正常后最好巩固 3 个疗程。

第二节 妊娠滋养细胞肿瘤单药化疗方案

妊娠滋养细胞肿瘤可选用的单药化疗方案如下。

1. 5-Fu(5- 氟尿嘧啶)/FUDR(氟脲苷)方案

5-Fu 28~30mg/kg +5%GS 500ml,ivdrip,每天一次,维持 8~10 小时,匀速滴入,连续 8~10 天。间隔 14 天开始第二疗程化疗。

2. KSM(更生霉素)(actinomycin-D,放线菌素 -D)方案

方案 A:KSM $1.25mg/m^2$(最大剂量 2mg)+5%GS(0.9% NaCl)250ml ivdrip,2 周 1 次。

方案 B:KSM 500μg(10~13μg/kg)+5%GS(0.9% NaCl)250ml,ivdrip,每天一次,连续 5 天,2 周 1 次。

注:KSM 为国产制剂,称更生霉素。actinomycin-D 为进口制剂,为放线菌素 -D。

3. MTX(甲氨蝶呤)+CVF 方案

MTX 1mg/kg+0.9% NaCl 4ml,肌内注射,隔天一次,第 1、3、5、7 天;

MTX 化疗间期使用 CVF 解毒,CVF 使用量为 1/10 MTX 量 + 0.9% NaCl 4ml,肌内注射,隔天一次。CVF 在 MTX 给药 24 小时后开始使用,即第 2、4、6、8 天,用药 8 天,2 周一次。

4. MTX 单药

MTX 0.4mg/kg +0.9% NaCl 4ml,肌内注射,每天一次,连续 5 天,2 周一次。

5. 其他 MTX 方案

MTX $30mg/m^2$,肌内注射,每周一次。

MTX $20mg/m^2$,肌内注射,每天一次,连续 5 天,2 周一次。

MTX 20mg,肌内注射,每天一次,连续 5 天,2 周一次。

MTX $300mg/m^2$,ivdrip,持续 12 小时,2 周一次。

注意事项:

使用 MTX 化疗期间,用碳酸氢钠片 1g,每天四次,口服,并记尿量,尿量要求每日 2500ml 以上,同时每日两次测尿 pH,要求尿 pH>6.5。

第二十六章

妊娠滋养细胞肿瘤的联合方案化疗

第一节　妊娠滋养细胞肿瘤选择联合方案化疗的适应证及注意事项

妊娠滋养细胞肿瘤患者选择联合方案化疗的适应证及注意事项如下。

1. 高危组化疗方案首选以 5-Fu 为主的联合化疗方案或 EMA-CO 方案。极高危组可通过使用较低剂量和减少频率的方法避免化疗相关严重并发症,如 VP-16 100mg/m^2+顺铂 20mg/m^2,每天一次,ivdrip,连续 2 天,每周重复,治疗 1~3 周后开始常规化疗。

2. 高危组患者在 hCG 正常后需要巩固 3 个疗程,极高危组则巩固 4 个疗程。

3. 大剂量使用 5-Fu 会增加伪膜性肠炎的发生风险,因此,化疗期间需要注意大便情况和体温,如出现腹泻,应及时暂时停药观察,如果大便当中出现膜状物,或出现高热,则需要及时评估并考虑使用抗生素。

第二节　妊娠滋养细胞肿瘤联合化疗方案

妊娠滋养细胞肿瘤患者可选用联合化疗方案如下。

1. VCR/VDS+5-FU/FUDR+KSM 方案（FAV 方案）

	VCR	KSM	5-Fu/FUDR	5-HT 受体阻滞剂，如昂丹司琼
第 1 天	+	+	+	+
第 2 天	–	+	+	+
第 3 天	–	+	+	+
第 4 天	–	+	+	+
第 5 天	–	+	+	+
第 6 天	–	+	+	+

（1）**具体用法**

VCR 2mg + 0.9% NaCl 30ml，iv，第 1 天化疗前 3 小时给药；

KSM 4~6μg/kg + 5%GS（0.9% NaCl）250ml，ivdrip，每天一次，1 小时，连续 6 天；

5-Fu/FUDR　24~26mg/kg + 5%GS 500ml，每天一次，匀速静脉给药，维持 8 小时，连续 6 天。

（2）**注意事项**

- 本方案用药 6 天，间隔 17~21 天。
- VCR 缺药时可以不用。
- 主要用于Ⅲ期以上或低分期高危患者或低危绒癌患者。
- 有脑转移者用 10%GS，VCR 必须用 0.9% NaCl 30ml 配伍。
- 化疗期间患者体重会有变化，因此，化疗第 1 天和第

4 天需要测体重,根据体重变化及时调整药物剂量。

● 若行子宫动脉插管化疗,则动脉插管给药化疗 5 天,第 6 天改静脉化疗。

● 若 24 小时腹泻次数 >3 次,需评价继续化疗的必要性。

2. VCR/VDS+5-FU/FUDR+KSM+VP-16 方 案(FAEV 方案)

	VCR	KSM	VP-16	5-Fu/FUDR	5-HT 受体阻滞剂,如昂丹司琼
第 1 天	+	+	+	+	+
第 2 天	–	+	+	+	+
第 3 天	–	+	+	+	+
第 4 天	–	+	+	+	+
第 5 天	–	+	+	+	+

(1) 具体用法

VCR 2mg + 0.9% NaCl 30ml,iv,第 1 天化疗前 3 小时给药;

KSM 200μg/m^2 + 5%GS(0.9% NaCl) 250ml,ivdrip,每天一次,连续 5 天;

VP-16 100mg/m^2 + 0.9% NaCl 250ml,ivdrip,每天一次,连续 5 天;

5-Fu/FUDR 800~900mg/m^2 + 5%GS 500ml,每天一次,匀速给药,维持 8 小时,连续 5 天。

(2) 注意事项

● 本方案用药 5 天,间隔 17~21 天。

● 本方案主要用于高危或耐药者。

● VCR 缺药时可以不用。

● 其他注意事项见上"FAV 方案"。

3. EMA/CO 方案

(1) 具体用法

第 1 天 EMA 方案

KSM 500ug + 5%GS(0.9% NaCl)250ml,ivdrip,60 分钟;

VP-16 100mg/m^2 + 0.9% NaCl 250ml,ivdrip,60 分钟;

MTX 100mg/m^2 + 0.9% NaCl 30ml,iv;

MTX 200mg/m^2 + 0.9% NaCl 1000ml,在 MTX 静推后给药,ivdrip,维持 12 小时。

第 2 天 EMA 方案

KSM 500μg + 5%GS(0.9% NaCl)250ml,ivdrip,60 分钟;

VP-16 100mg/m^2 + 0.9% NaCl 250ml,ivdrip,60 分钟;

CVF 15mg + 0.9% NaCl 4ml,肌内注射,每 12 小时一次,从静推 MTX 24 小时后开始,共 4 次。

(2) 注意事项

● 从 EMA 第 1 天开始即水化,连续 2 日,日补液量 2500~3000ml,同时记尿量,尿量每日应 >2500ml,不足者应补液。

● MTX 大部分通过尿液排出,正常人尿液为酸性,这会降低 MTX 的溶解度,使 MTX 形成结晶并沉淀于远端肾单位,堵塞肾小管,最终因梗阻导致急性肾功能衰竭。妊娠滋养细胞肿瘤患者治疗时需要给予大剂量 MTX,由于 MTX 用药量 >70mg/m^2 时发生梗阻性肾功能受损的风险显著增加,因此需要碱化尿液。具体做法为:碳酸氢钠片 1g,每天四次,每天测尿 pH 两次,共 4 天,如果尿 pH<6.5,则静脉点滴 5%NaHCO$_3$ 100ml。

第 8 天 CO 方案

(1) 具体用法

VCR 2mg + 0.9% NaCl 30ml,iv,化疗前 3 小时;

CTX 600mg/m^2 + 0.9% NaCl 500ml(或 异 环 磷 酰 胺 1600~1800mg/m^2),ivdrip,维持 2 小时。

第 15 天开始下一疗程的 EMA 方案

（2）注意事项

● 第 8 天打 CO 时，如果使用异环磷酰胺则需要静脉补液，用量 1500~2000ml，目的是减少异环磷酰胺代谢产物丙烯醛的膀胱毒性。使用 CTX 则不需大量补液。

● 使用异环磷酰胺时用美司钠拮抗膀胱毒性，可减少出血性膀胱炎的发生风险，每次美司钠用量不超过异环磷酰胺用量的 20%（可直接选择异环磷酰胺用量的 20% 给药），用药时间为使用异环磷酰胺的同时及给药后 4 小时和 8 小时。

4. EMA/EP 方案

（1）具体用法

第 1 天 EMA 方案与 EMA-CO 方案第一天相同。

第 2 天 EMA 方案

CVF 15mg + 0.9% NaCl 4ml，肌内注射，每 12 小时一次，从静推 MTX 24 小时后开始，共 4 次；

第 8 天 EP 方案

VP-16 $150mg/m^2$ + 0.9% NaCl 1000ml，ivdrip；

顺铂 $75mg/m^2$ + 0.9% NaCl 500ml，ivdrip。

第 15 天开始下一疗程的 EMA 方案

（2）注意事项

● 本方案毒性较大，用于 EMA-CO 方案耐药的患者。

● 不良反应重时，EP 的用量可以减少 20%。

5. MTX+KSM 方案（MA 方案）

（1）具体用法

第 1 天

KSM 500ug + 5%GS（0.9% NaCl）250ml，ivdrip；

MTX $100mg/m^2$ + 0.9% NaCl 30ml，iv；

MTX $200mg/m^2$ + 0.9% NaCl 1000ml，MTX 静推后给药，ivdrip，维持 12 小时。

第 2 天

KSM 500ug + 5%GS（0.9% NaCl）250ml，ivdrip；

CVF 15mg + 0.9% NaCl 4ml，肌内注射，每 12 小时一次，从静推 MTX 24 小时后开始，共 4 次。

第 15 天开始下一疗程

(2) 注意事项

● 第 1 天化疗的日补液总量需达到 2500~3000ml，同时记录 24 小时尿量，尿量需 >2500ml。

● MTX 用药注意事项参见以上"EMA-CO"方案。

6. **VP-16+KSM 方案（AE 方案）**

	VP-16	KSM
第 1 天	+	−
第 2 天	+	−
第 3 天	+	+
第 4 天	+	+
第 5 天	+	+

(1) **具体用法**

VP-16 100mg/m^2 + 0.9% NaCl 250ml，ivdrip，每天一次，维持 1 小时，连续 5 天；

KSM 500μg + 5%GS（0.9% NaCl）250ml，ivdrip，每天一次，维持 1 小时，从 VP-16 用药第 3 天开始用药，连续 3 天。

(2) **注意事项**

● 本方案 2 周一次。

● 骨髓抑制严重的病人，前 2 天的 VP-16 不用，直接联合使用 VP-16 和 KSM，共 3 天。

第二十七章

妊娠滋养细胞肿瘤其他化疗方案

对于妊娠滋养细胞肿瘤患者的化疗,有些患者可发生耐药,特别是初次治疗不规范的患者。以下介绍的方案可用于对常规化疗方案耐药的妊娠滋养细胞肿瘤患者。

化疗耐药的诊断标准为:化疗过程中,血清 β-hCG 下降不满意或下降呈平台或甚至上升,影像学检查提示病灶不缩小或增大,甚至出现新病灶者。多数学者认为,经过 1 个疗程化疗后,血清 β-hCG 未呈对数下降,提示有耐药可能,若经过 2 个疗程化疗后,血清 β-hCG 的下降仍未达到一个对数,则为耐药。

1. ICE 方案

(1) **具体用法**

VP-16 100mg/m^2 + 0.9% NaCl 250ml,ivdrip,每天一次,维持 1 小时,连续 3 天;

异环磷酰胺 1200mg/m^2 + 0.9% NaCl 500ml,ivdrip,每天一次,连续 3 天;

卡铂 300mg/m^2 + 5%GS 500ml,ivdrip,每天一次,连续 3 天。

(2) **注意事项**

- 本方案用药 3 天,3 周一次。
- 使用异环磷酰胺注意事项见以上 "EMA-CO" 方案。

2. TP/TE 方案

(1) 具体用法

第 1 天

紫杉醇 135mg/m^2

　　紫杉醇 30mg + 0.9% NaCl 100ml，ivdrip，30 分钟；

　　紫杉醇 余量 + 0.9% NaCl 500ml，ivdrip，2.5 小时；

顺铂 60mg/m^2 + 0.9% NaCl 500ml，ivdrip。

第 15 天

紫杉醇 135mg/m^2

　　紫杉醇 30mg + 0.9% NaCl 100ml，ivdrip，30 分钟；

　　紫杉醇 余量 + 0.9% NaCl 500ml，ivdrip，2.5 小时；

VP-16 150mg/m^2 + 0.9% NaCl 1000ml，ivdrip。

(2) 注意事项

● 本方案为 TE 和 TP 两周交替，4 周为一个疗程。

● 使用紫杉醇时的预处理和注意事项见"第二篇 / 第八章 / 第一节 /"中的"TC"方案。

● 使用顺铂注意事项见相关章节。

3. PEA 方案

	VP-16	KSM	DDP
第 1 天	+	+	+
第 2 天	−	+	−
第 3 天	+	+	−
第 4 天	−	−	−
第 5 天	+	−	−

(1) 具体用法

VP-16 100mg/m^2 + 0.9% NaCl 250ml，ivdrip，每天一次，第 1、3、5 天；

KSM 500μg + 5%GS（0.9% NaCl）250ml，ivdrip，每天一

次,第 1、2、3 天;

顺铂 100mg/m^2 + 0.9% NaCl 1000ml,ivdrip,第 1 天。

(2) 注意事项

- 本方案用药 5 天,3 周一次。

4. **EP 方案**

(1) 具体用法

VP-16 100mg/m^2 + 0.9% NaCl 250ml,ivdrip,每天一次,共 5 天;

顺铂 20mg/m^2+ 0.9% NaCl 500ml,ivdrip,每天一次,共 5 天。

(2) 注意事项

- 本方案用药 5 天,3 周一次。

5. **TP 方案**

(1) 具体用法

第 1 天使用紫杉醇 175mg/m^2

紫杉醇 30mg + 0.9% NaCl 100ml,ivdrip,30 分钟;

紫杉醇 余量 + 0.9% NaCl 500ml,ivdrip,2.5 小时;

第 2 天使用顺铂 60mg/m^2+ 0.9% NaCl 1000ml,ivdrip。

(2) 注意事项

- 本方案 3 周一次。

- 使用紫杉醇时的预处理和注意事项见"第二篇 / 第八章 / 第一节 /"中的"TC"方案。

- 使用顺铂注意事项见相关章节。

6. **VIP 方案**

(1) 具体用法

VP-16 75mg/m^2 + 0.9% NaCl 250ml,ivdrip,每天一次,连续 4 天;

异环磷酰胺 1200mg/m^2 + 0.9% NaCl 500ml,ivdrip,每天一次,连续 4 天;

顺铂 20mg/m^2 + 0.9% NaCl 500ml,ivdrip,连续 4 天。

（2）注意事项

● 本方案 3 周一次。

● 使用异环磷酰胺注意事项见以上"EMA-CO"方案。

7. 5-FU+MTX+VP-16 方案（FME 方案）

	MTX	VP-16	5-Fu	5-HT 受体阻滞剂,如昂丹司琼
第 1 天	+	+	+	+
第 2 天	+	+	+	+
第 3 天	+	+	+	+
第 4 天	+	+	+	+
第 5 天	+	+	+	+

（1）具体用法

MTX 0.3mg/kg,肌内注射,每天一次,最大量每天不超过 20mg,连续 5 天;

VP-16 100mg + 0.9% NaCl 250ml,ivdrip,每天一次,维持 1 小时,连续 5 天;

5-Fu 26mg/kg+ 5%GS 500ml,ivdrip,每天一次,匀速静脉给药,维持 8 小时,连续 5 天。

（2）注意事项

● 本方案用药 5 天,间隔 14 天。

● 主要用于高危或耐药者。

● VCR 缺药时可以不用。

● 当没有 KSM 时,此方案可以作为 FAEV 的替代方案。

● 有脑转移者用 10%GS 配伍,VCR 必须用 0.9% NaCl 30ml 配伍。

● 化疗期间患者体重会有变化,因此化疗第 1 天和第 3 天需要测体重,以指导计算剂量。

第二十八章

鞘内注射的方法和注意事项

1. 鞘内注射的步骤和医嘱

（1）腰椎穿刺。

（2）腰椎穿刺后椎管内注药。

（3）2% 利多卡因 10ml+0.9% NaCl 10ml 局部麻醉用。

（4）注射用水 10ml 化药用。

（5）注射用水 2ml 共 2~3 支（使 MTX 浓度不超过 2.5mg/ml）+MTX 鞘内注射。

（6）FAV/FAEV 方案争取隔天一次鞘注 4 次，4 次给药剂量分别为 15mg、15mg、10mg、10mg，EMA/CO 每周鞘注，每次给药剂量 12.5mg。

（7）颅内压监测。

2. 鞘内注射的注意事项

（1）每疗程第一次鞘注时留脑脊液测 β-hCG 及血清 β-hCG。

（2）腰穿后头低脚高 6 小时，去枕平卧 24 小时。

（王丽娟　李　晶）

第八篇

妇科恶性肿瘤的靶向治疗

目前,妇科恶性肿瘤靶向治疗的方法主要包括三个方面:抗血管生成药物、PARP 抑制剂和肿瘤免疫治疗。抗血管生成药物适应于几乎所有实体肿瘤,PARP 抑制剂主要用于有 BRCA1/BRCA2 基因突变、铂敏感复发的卵巢癌患者的治疗和卵巢癌患者化疗后的维持治疗。近来研究表明,对于同源重组修复(HDR)缺陷的患者和铂敏感复发的患者也有效果。免疫治疗主要药物有抗PD-1 和 PD-L1 抗体,其适应证为 PD-L1 阳性和MSI-H/dMMR 阳性的晚期、复发患者。干扰素已用于肿瘤患者好多年,但其疗效并不确实。

第二十九章

妇科恶性肿瘤可用的抗血管生成药物

以贝伐单抗为代表的抗血管生成药物已广泛用于全身各器官的实体肿瘤中,也应用于各种妇科恶性肿瘤患者中。NCCN指南推荐化疗联合贝伐单抗可用于:上皮性卵巢癌的初治和复发(包括铂敏感和铂耐药)患者的治疗和维持治疗,复发卵巢恶性性索间质肿瘤的治疗,高危、复发、转移子宫内膜癌的治疗,宫颈癌一线和二线化疗,详见有关章节。

帕唑帕尼、阿帕替尼(国产名艾坦)、西地尼布等是新型口服、强力抗血管生成药物,正在试用于晚期和复发妇科恶性肿瘤及维持治疗中。

1. cediranib(西地尼布,又名 AZD2171)

(1) **具体用法**:西地尼布 20mg。每天一次。化疗期间持续口服,化疗结束后维持口服治疗直至发生肿瘤进展或不良反应无法耐受。

(2) **注意事项**

● 西地尼布是一种泛血管内皮生长因子(pan-VEGF)受体酪氨酸激酶抑制剂。主要抑制 VEGFR-1、VEGFR-2、VEGFR-3 和 PDGFR,通过抑制血管形成,抑制肿瘤进展。

● 评价西地尼布效果的研究为 ICON6。该研究是由欧洲学者领衔开展的 RCT,结果公布于 Lancet. 2016 Mar。

● 根据 ICON6 的结果,西地尼布适用于铂敏感性复发的卵巢癌患者,化疗期间和化疗结束后联合用药,这一方案可延长患者的无复发生存时间,由于最终结果尚未公布,目前尚无法确定西地尼布可否改善总生存率。

● 西地尼布如果只在化疗期间使用而不进行维持治疗,则无法达到治疗效果。

● 化疗期间使用西地尼布时,最常见的不良反应为腹泻、中性粒细胞减少和声音变化,而在化疗后维持用药时,不良反应的种类有所不同,患者更多出现腹泻、高血压和声音改变。在维持治疗阶段,导致患者停药的主要原因是不良反应而非肿瘤进展。

2. pazopanib(帕唑帕尼)

(1) **具体用法**:帕唑帕尼 800mg。每天一次,化疗期间持续口服,化疗结束后维持口服治疗直至发生肿瘤进展或不良反应无法耐受。

(2) **注意事项**

● 帕唑帕尼属于酪氨酸激酶抑制剂(TKI),主要作用于 VEGF、PDGFRA、PDGFRB 和 FGFR1-3。

● 评价帕唑帕尼疗效的高质量研究包括 MITO 11 和另一组美国学者仿照 MITO 11 设计的临床研究,前者发表于 *Lancet Oncology. 2015 May*,后者发表于 *JAMA Oncology. 2018*(4)。MITO 11 纳入的患者为耐药性复发,后者纳入的患者为持续性和复发性患者。MITO 11 发现紫杉醇周疗(80mg/m^2,第 1、8、15 天用药,第 4 周暂停用药,4 周疗)联合帕唑帕尼可延长患者的无复发生存时间,但这一优势并未在 *JAMA Oncol* 发表的文章中得到证实。

● 帕唑帕尼不应和食物一起服药,用药时间选择在进餐前至少 1 小时或进餐后 2 小时。

● 该药有肝脏损伤的潜在危险,有可能为致命性损伤,因此,需要监测患者的肝功能,如果转氨酶升高至上限的 3 倍且伴有高胆红素血症(总胆红素 > 上限的 2 倍且直接胆

红素所占比例 >35%) 则需要停药。其他需要停药的症状包括过敏、转氨酶升高至上限的 8 倍无论有无胆红素水平变化。

● 其他常见不良反应为高血压、胃肠道反应、疲乏、腹泻、恶心、呕吐、食欲下降。

3. apatinib(阿帕替尼,国产名艾坦)

(1) **具体用法**:阿帕替尼 250mg。每天二次,化疗期间持续口服,化疗结束后维持口服治疗直至发生肿瘤进展或不良反应无法耐受。

(2) **注意事项**

● 阿帕替尼为小分子抗血管生成靶向药物,高度选择性竞争细胞内 VEGFR-2 的 ATP 结合位点,阻断下游信号转导,抑制肿瘤组织新血管生成。该药最早用于晚期胃癌的治疗。中国学者开展的临床研究评价了该药在耐药性复发性卵巢癌患者中的疗效,结果发表于 *Gynecologic Oncology. 2018 Feb*。目前,该药已有国产药物。

● 卵巢癌患者使用阿帕替尼时,如果发生 3 度及以上骨髓毒性、高血压、手足综合征、蛋白尿,可减量至 250mg,每天 1 次。

● 药物应在餐后半小时服用(每日服药的时间应尽可能相同),以温开水送服。

4. **安罗替尼**(anlotinib)

(1) **具体用法**:安罗替尼 12mg,每天一次,早餐前口服。

(2) **注意事项**

● 安罗替尼是一种新型小分子多靶点酪氨酸激酶抑制剂,具有抑制多靶点包括 VEGFR、PDGFR、FGFR、c-Kit 的特点。

● 安罗替尼服药需在早餐前,最好提前 1 小时。为 3 周疗,连续口服 2 周后停药 1 周,再开始下一疗程用药。持续用药直至出现肿瘤进展。

- 该药可同时阻断血管生成通路和肿瘤驱动通路。
- 目前已证实该药可改善肺癌、软组织肉瘤和甲状腺髓样癌患者的预后。
- 患者用药期间最常见的不良反应包括高血压、乏力、手足反应、胃肠道反应、肝功能异常、蛋白尿等。
- 如果患者出现无法耐受的不良反应，可减量至10mg，如果 10mg 仍无法耐受，则减量至 8mg，低于 8mg 时此药无效。

第三十章

妇科恶性肿瘤可用的 PARP 抑制剂

1. **奥拉帕利(olaparib,又名奥拉帕尼)**

(1) **具体用法**：用于治疗(和化疗药物合用)：奥拉帕利200mg。每天两次,化疗期间口服至化疗结束。

用于维持治疗：奥拉帕利300mg(片剂)或400mg(胶囊),每天两次,口服至肿瘤进展。

(2) **注意事项**

● 该药使用分为治疗性应用和维持性应用。奠定该药治疗性应用的研究由 Kaufman 等领衔开展,为Ⅱ期临床研究,结果公布于 *Journal of clinical oncology 2015 January*。首先奠定其维持应用的高质量研究共 2 项,最早一项由 Ledermann 等领衔开展,结果公布于 *The new England journal of medicine 2012. 366*。第二项由欧洲妇科肿瘤临床研究协作组开展,研究简称 SOLO-2,结果公布于 *Lancet Oncology 2017. 18*。

● 根据 FDA 批准的适应证,治疗性使用奥拉帕利的患者需要同时满足以下条件：既往已接受≥3 种方案化疗、具有 BRCA 胚系突变。用药方案为奥拉帕尼(胶囊)400mg 每天两次,口服,持续用药直至肿瘤发生进展或出现无法耐受的并发症。对于满足适应证的卵巢癌患者,用药后客观缓解率为34%(包括完全缓解和部分缓解)、完全缓解率为2%,

肿瘤持续缓解的中位时间为 7.9 个月(最短 5.6 个月、最长 9.6 个月)。治疗性应用后,最常见的不良反应为胃肠道症状(包括肠梗阻)、贫血和血小板减少症。值得关注的是,对于具有 BRCA 胚系突变的患者使用治疗性奥拉帕利后,约 2% 的患者会出现骨髓异常增殖综合征和急性白血病。

- 根据 Ledermann 等领衔开展的临床研究,维持性使用奥拉帕利需要同时满足以下条件:既往已接受≥2 种含铂方案化疗、为铂敏感性复发、目前在含铂方案化疗后对化疗有反应。用药方案为奥拉帕利(胶囊)400mg 每天两次,口服,持续用药直至肿瘤发生进展或出现无法耐受的并发症。对于满足适应证的卵巢癌患者,使用奥拉帕利后的中位无进展生存期为 8.4 个月,而未使用该药的患者为 4.8 个月,用药患者最常见的不良反应为消化道症状。需要注意的是,本研究包括的患者并非都存在 BRCA 胚系突变,但该研究发现存在 BRCA 胚系突变的患者,获益更为显著。本研究未报道总生存情况。

- 根据 SOLO-2 研究,维持性使用奥拉帕利需要同时满足以下条件:既往已接受≥2 种含铂方案化疗、为铂敏感性复发、具有 BRCA 胚系突变、目前在含铂方案化疗后对化疗有反应(部分缓解或完全缓解)。用药方案为奥拉帕利(片剂)300mg 每天两次,口服,持续用药直至肿瘤发生进展或临床医师判断患者已无法从用药中继续获益。对于满足适应证的卵巢癌患者,使用奥拉帕利后的中位无进展生存期可达到 19.1 个月,而未使用该药的患者仅为 5.5 个月。维持性用药后,最常见的不良反应为贫血,但发生率仅为 4%。

- 综合 Ledermann 等开展的研究和 SOLO-2,目前认为,如果卵巢高级别浆液性腺癌患者,同时满足已接受≥2 种含铂方案化疗、为铂敏感性复发、目前在含铂方案化疗后对化疗有反应,无论有无 BRCA 胚系突变,均可使用奥拉帕利进行维持治疗。

● 奥拉帕利有胶囊和片剂两种剂型,两种剂型之间的剂量没有确切的换算关系,且二者导致的不良反应显著不同,片剂使用后不良反应的发生率显著低于胶囊。该药2018 年 8 月份在国内上市,上市制剂为片剂,每片 150mg。用于维持治疗推荐剂量为 300mg,每天两次,口服。

2. **卢卡帕尼**(rucaparib)

(1) **具体用法**:卢卡帕尼 600mg,每天两次,口服。

(2) **注意事项**

● FDA 批准和 NCCN 指南推荐卢卡帕尼用于既往接受 2 种化疗方案化疗且存在 BRCA 突变 [胚系和(或)体系] 的高级别卵巢癌患者。该方案发表于 *Lancet Oncol. 2017 Jan*,该研究简称为 ARIEL2。

● ARIEL2 在铂敏感性复发患者中评价了卢卡帕尼的作用,结果显示存在 BRCA 突变(胚系和 / 或体系)的患者获益最为明显。

● Kristeleit 等领衔开展的研究也在铂耐药性复发的卵巢癌患者中对卢卡帕尼的作用进行了评估,结果显示,铂敏感性复发患者用药后缓解率为 66%,而耐药性复发患者用药后的缓解率为 25%。该结果发表于 *Clinical cancer research 2017. 23*。

● 基于这些证据 NCCN 指南指出既往接受两种化疗方案化疗且存在 BRCA 突变 [胚系和(或)体系] 的铂敏感或铂耐药性高级别卵巢浆液性癌患者都可使用卢卡帕尼进行治疗,特别对于耐药性复发患者可考虑使用该药。原因在于对于耐药性复发患者,可选择的药物极为有限。

● 该药最常见的不良反应为消化道反应和贫血。患者无法耐受 600mg 每天两次的剂量时,可减量,每次减量幅度为 120mg。

3. **尼拉帕尼**(niraparib)

(1) **具体用法**:尼拉帕尼 300mg,每天一次,口服。

（2）注意事项

● 验证尼拉帕尼效果的临床研究简称 NOVA，结果发表于 *The new England journal of medicine. 2016 Dec*。

● NOVA 入组患者均为铂敏感性复发的卵巢癌患者，且均处于对末次含铂方案缓解的状态中，结果显示使用尼拉帕尼进行维持治疗可显著延长患者的无进展生存时间，无论有无 BRCA 胚系突变，患者都可获益。

● 基于 NOVA 和 FDA 的批文，NCCN 指南推荐如果卵巢高级别浆液性腺癌患者，同时满足已接受≥两种含铂方案化疗、为铂敏感性复发、目前在含铂方案化疗后对化疗有反应，无论有无 BRCA 胚系突变，均可使用尼拉帕尼进行维持治疗。

第三十一章

妇科恶性肿瘤可用的免疫治疗药物

自抗 PD-1 和 PD-L1 抗体的药物证实对晚期、复发性和难治性肿瘤有效后,2017 年 5 月,FDA 已批准 PD-1 可用于任何成人和儿童不可切除或转移的 MSI-H/dMMR 实体肿瘤的一线治疗。NCCN 等国际主流指南已推荐和采用这些药物作为晚期、难治性、复发性妇科恶性肿瘤的治疗方法。

2018 NCCN 妇癌指南推荐帕姆单抗可用于 MSI-H/dMMR 阳性的如下妇癌患者。

1. 所有病理类型的复发卵巢癌。

2. 子宫颈癌的二线化疗。

3. 复发、转移或高危子宫内膜癌。

4. 晚期、复发或转移外阴鳞癌。

NCCN 宫颈癌指南 2018 第 2 版推荐了帕姆单抗的新的适应证,除了适应于 MSI-H/dMMR 阳性患者外,还增加了 PD-L1 阳性患者。

MSI-H/dMMR 肿瘤是指微卫星不稳定和人类错配修复基因缺陷。其中 MS(microsatelite)指微卫星,是 1881 年 Miesfeld 从人类基因文库中发现的一段 2~10 核苷酸片段。MSI(microsatelite instability)指微卫星不稳定性,在肿瘤的发生、发展中发挥重要作用。分 MSI-H(高度微卫星不稳定)、MSI-L(低度微卫星不稳定)和 MSS(微卫星稳定)。只有 MSI-H(高度微卫星不稳定)才是使用抗 PD-1 和 PD-L1 抗体的适应证。

MMR(mismatch repair),人类错配修复基因,其突变会导致 MSI,如 Lynch 综合征。dMMR(*MMR* 基因缺陷)类似 MSI-H,故 dMMR 也是使用抗 PD-1 和 PD-L1 抗体的适应证。

在最新更新的 NCCN 宫颈癌诊治指南 2018 第 2 版中,抗 PD-1 和 PD-L1 抗体的应用适应证除了 MSI-H/dMMR 肿瘤外,还增加了 PD-L1 阳性者。

需要指出的是,虽然使用抗 PD-1 和 PD-L1 抗体在个别晚期癌症患者收到奇效,但总体的有效率仅占 10% 左右,寻找更高效的药物和筛选合适的患者的标记物是今后努力的方向。

结合目前妇科肿瘤的治疗现状,特别是黑色素瘤,我们总结抗 PD-1 和 PD-L1 抗体相关药物的使用方法。

需要特别强调的是,免疫治疗是一种全新的治疗方式,它们可以为患者带来意想不到的生存益处,但同时它们导致的毒副反应也非常显著,且后者具有无法预测、发展迅速、多数仅能对症处理的特点,部分反应甚至为致死性(如免疫性心脏炎、免疫性肺炎、出血、肝衰竭等)。

目前,多数免疫治疗药物尚未在大陆上市,境外购买价格昂贵,而且存在违规使用外来药物的风险。结合这一实际情况,我们建议临床医生在为患者提供治疗建议时,应慎重告知治疗的益处、潜在风险和应用的可行性。

1. 帕姆单抗(pembrolizumab)

帕姆单抗为抗 PD-1 抗体,阻断 PD-1 功能,激活体内 T 淋巴细胞吞噬肿瘤细胞功能,已广泛试用于晚期、复发、转移的全身各系统实体肿瘤。

(1)**具体用法**:帕姆单抗 2mg/kg 或总量 200mg,静脉维持 30 分钟,3 周疗程。

(2) 注意事项

● 2017 年 5 月,FDA 批准帕姆单抗用于任何成人和儿童不可切除、转移和复发的全身各种实体肿瘤,需为微卫星高不稳定(MSI-H)或错配修复缺失(dMMR)的难治性患者。

● 用药后可能发生自身免疫性心包炎、自身免疫性胰腺炎等多器官自身免疫反应,严重者可致命。

● NCCN 指南已将该药纳入宫颈癌、子宫内膜癌、卵巢癌、外阴癌和恶性黑色素瘤的治疗推荐。NCCN 宫颈癌诊治指南 2018 第 2 版增加了适应证,即 PD-L1 阳性的晚期、复发性和耐药患者。

2. 纳武单抗(nivolumab)

(1) 具体用法

方案 A:2 周疗程,单次纳武单抗 240mg,ivdrip,静脉维持 60 分钟。

方案 B:4 周疗程,单次纳武单抗 480mg,ivdrip,静脉维持 60 分钟。

(2) 注意事项

● 该药为恶性黑色素瘤治疗的首选一线用药,目前在中国香港、中国澳门可购买。

● 两种具体用法的效果相仿。

● 可持续用药至 1 年,或出现肿瘤再次进展。

● 用药后最常见的不良反应为皮疹、腹泻和疲倦等。

● 治疗恶性黑色素瘤时不要求具有高度微卫星不稳定(MSI-H)或错配修复缺失(dMMR)。

3. dabrafenib(达拉非尼)+ trametinib(曲美他尼)

(1) 具体用法

dabrafenib 150mg,每天两次,口服。

trametinib 2mg,每天一次,口服。

（2）**注意事项**

- 该方案是黑色素瘤治疗的一线治疗方案。
- 使用该药时，患者应具有 BRAF V600 激活突变。
- 该方案可导致致死性出血反应，用药时需要注意消化道症状并监测血常规。
- 可持续用药直至肿瘤发生进展。

4. **伊匹单抗**（ipilimumab）

（1）**具体用法**

转移性恶性黑色素瘤：3mg/kg，ivdrip，90 分钟，3 周疗，最多给予 4 疗程；

皮肤恶性黑色素瘤：10mg/kg，ivdrip，90 分钟，3 周疗，4 疗程。然后 10mg/kg，ivdrip，90 分钟，每 12 周给药 1 次，共 3 年；或用药至出现肿瘤进展，或出现无法耐受的不良反应。

（2）**注意事项**

- 该方案是黑色素瘤治疗的一线治疗方案。
- 该药可引起肝衰，使用时注意肝功能监测并根据转氨酶情况调节药物用量。

5. **干扰素**

（1）**具体用法**

极低剂量用法：1MU，皮下注射，隔天 1 次；

低剂量用法：3MU 皮下注射，每周 3 次；3MU 皮下注射，每天一次，共 3 周，后改为每周 3 次；

中等剂量用法：10MU 皮下注射，每周 3~5 次，持续 4 周，后改为 5~10MU 皮下注射，每周 3 次。

（2）**注意事项**

- 现有临床实践中，干扰素使用方法差异极大，特别是持续用药时间，一般根据临床医生的经验、患者对于药物的耐受性进行推荐。
- 本文列举为 NCCN 指南中提到的方法，需要注意的是,有证据显示干扰素治疗时间超过 25 个月时,患者的无复发生存时间可显著改善,但对总生存时间无影响。

　　● 使用干扰素治疗时最常见的不良反应是流感样症状,表现为寒战、发热。这是导致治疗中断的主要原因。使用 NSAIDs 类药物有助于改善症状。

（李　晶　刘畅浩）

参 考 文 献

1. Pignata S, Scambia G, Katsaros D, Gallo C, Pujade-Lauraine E, et al.Carboplatin plus paclitaxel once a week versus every 3 weeks in patients with advanced ovarian cancer (MITO-7): a randomised, multicentre, open-label, phase 3 trial. Lancet Oncol, 2014, 15 (4): 396-405.

2. Herzog TJ, Monk BJ, Rose PG, et al.A phase II trial of oxaliplatin, docetaxel, and bevacizumab as first-line therapy of advanced cancer of the ovary, peritoneum, and fallopian tube. Gynecol Oncol, 2014, 132 (3): 517-525.

3. Wang X, Shen Y, Zhao Y, et al.Adjuvant intensity-modulated radiotherapy (IMRT) with concurrent paclitaxel and cisplatin in cervical cancer patients with high risk factors: A phase II trial. Ejso-Eur J Surg Onc, 2015, 41 (8): 1082-1088.

4. Homesley HD, Filiaci V, Gibbons SK, et al.A randomized phase III trial in advanced endometrial carcinoma of surgery and volume directed radiation followed by cisplatin and doxorubicin with or without paclitaxel: A Gynecologic Oncology Group study. Gynecol Oncol, 2009, 112 (3): 543-552.

5. George S, Feng Y, Manola J, et al.Phase 2 Trial of Aromatase Inhibition With Letrozole in Patients With Uterine Leiomyosarcomas Expressing Estrogen and/or Progesterone Receptors. Cancer-Am Cancer Soc, 2014, 120 (5): 738-743.

6. Chen XX, Zou HZ, Li HF, et al.Weekly Versus Triweekly Cisplatin- Based Chemotherapy Concurrent With Radiotherapy in the Treatment of Cervical Cancer A Meta-Analysis. Int J Gynecol Cancer, 2017, 27 (2): 344-349.

7. Dandamudi RK, Aslam S, Walji N, et al.Chemotherapy for Uterine Carcinosarcoma with Carboplatin, Ifosfamide and Mesna.

Anticancer Res, 2015, 35 (9): 4841-4847.

8. Kim DW, Kim HG, Kim JH, et al. Randomized Phase Ⅲ Trial of Irinotecan Plus Cisplatin Versus Etoposide Plus Cisplatin in Chemotherapy-Naive Korean Patients with Extensive-Disease Small Cell Lung Cancer. Cancer Res Treat, 2018.

9. Weber JS, D'Angelo SP, Minor D, et al. Nivolumab versus chemotherapy in patients with advanced melanoma who progressed after anti-CTLA-4 treatment (CheckMate 037): a randomised, controlled, open-label, phase 3 trial. Lancet Oncol, 2015, 16 (4): 375-384.

10. Yoshino K, Kamiura S, Yokoi T, et al. Combination chemotherapy with irinotecan and gemcitabine for taxane/platinum-resistant/refractory ovarian and primary peritoneal cancer: a multicenter phase Ⅰ/Ⅱ trial (GOGO-Ov 6). Cancer Chemother Pharmacol, 2017, 80 (6): 1239-1247.

11. Tap WD, Jones RL, Van Tine BA: Olaratumab and doxorubicin versus doxorubicin alone for treatment of soft-tissue sarcoma: an open-label phase 1b and randomised phase 2 trial (vol 388, pg 488, 2016). Lancet, 2016, 388 (10043): 464.

12. Taylor SE, Beck TL, Krivak TC, et al. Oxaliplatin salvage for recurrent ovarian cancer: a single institution's experience in patient populations with platinum resistant disease or a history of platinum hypersensitivity. Gynecol Oncol, 2014, 134 (1): 68-72.

13. Burke WM, Orr J, Leitao M, et al. Endometrial cancer: A review and current management strategies: Part Ⅱ. Gynecol Oncol, 2014, 134 (2): 393-402.

14. Burke WM, Orr J, Leitao M, et al. Endometrial cancer: A review and current management strategies: Part I. Gynecol Oncol, 2014, 134 (2): 385-392.

15. Wu XJ, Tang P, Li SF, et al. A randomized and open-label phase Ⅱ trial reports the efficacy of neoadjuvant lobaplatin in breast cancer. Nat Commun, 2018, 9.

16. Pujade-Lauraine E, Ledermann JA, Selle F. Olaparib tablets as

maintenance therapy in patients with platinum-sensitive, relapsed ovarian cancer and a BRCA1/2 mutation (SOLO2/ENGOT-Ov21): a double-blind, randomised, placebo-controlled, phase 3 trial (vol 18, pg 1274, 2017). Lancet Oncol, 2017, 18 (9): E510.

17. Tap WD, Papai Z, Van Tine BA.Doxorubicin plus evofosfamide versus doxorubicin alone in locally advanced, unresectable or metastatic soft-tissue sarcoma (TH CR-406/SARC021): an international, multicentre, open-label, randomised phase 3 trial (vol 18, pg 1089, 2017). Lancet Oncol, 2018, 19 (2): E78.

18. Sehouli J, Chekerov R, Reinthaller A, et al.Topotecan plus carboplatin versus standard therapy with paclitaxel plus carboplatin (PC) or gemcitabine plus carboplatin (GC) or pegylated liposomal doxorubicin plus carboplatin (PLDC): a randomized phase Ⅲ trial of the NOGGO-AGO-Study Group-AGO Austria and GEICO-ENGOT-GCIG intergroup study (HECTOR). Ann Oncol, 2016, 27 (12): 2236-2241.

19. Demetri GD, von Mehren M, Jones RL, et al.Efficacy and Safety of Trabectedin or Dacarbazine for Metastatic Liposarcoma or Leiomyosarcoma After Failure of Conventional Chemotherapy: Results of a Phase Ⅲ Randomized Multicenter Clinical Trial. Journal of Clinical Oncology, 2016, 34 (8): 786-+.

20. Pacaut C, Bourmaud A, Rivoirard R, et al.Uterine and ovary carcinosarcomas: outcome, prognosis factors, and adjuvant therapy. Am J Clin Oncol, 2015, 38 (3): 272-277.

21. Sugiyama T, Okamoto A, Enomoto T, et al.Randomized Phase Ⅲ Trial of Irinotecan Plus Cisplatin Compared With Paclitaxel Plus Carboplatin As First-Line Chemotherapy for Ovarian Clear Cell Carcinoma: JGOG3017/GCIG Trial. Journal of Clinical Oncology, 2016, 34 (24): 2881-+.

22. Topalian SL, Drake CG, Pardoll DM. Immune Checkpoint Blockade: A Common Denominator Approach to Cancer Therapy. Cancer Cell, 2015, 27 (4): 450-461.

23. Robert C, Schachter J, Long GV et al.Pembrolizumab versus

Ipilimumab in Advanced Melanoma. New Engl J Med, 2015, 372 (26): 2521-2532.

24. Kristeleit R, Shapiro GI, Burris HA, et al. A Phase I-II Study of the Oral PARP Inhibitor Rucaparib in Patients with Germline BRCA1/2-Mutated Ovarian Carcinoma or Other Solid Tumors. Clin Cancer Res, 2017, 23 (15): 4095-4106.

25. Kim JW, Mahner S, Wu LY, et al. Pazopanib Maintenance Therapy in East Asian Women With Advanced Epithelial Ovarian Cancer: Results From AGO-OVAR16 and an East Asian Study. Int J Gynecol, 2015, 76 (2): 209-219.

26. Pujade-Lauraine: Bevacizumab Combined With Chemotherapy for PlatinumResistant Recurrent Ovarian Cancer: The AURELIA Open-Label Randomized Phase III Trial (vol 32, pg 1302, 2014). Journal of Clinical Oncology, 2014, 32 (35): 4025.

27. Aghajanian C, Goff B, Nycum LR, et al. Final overall survival and safety analysis of OCEANS, a phase 3 trial of chemotherapy with or without bevacizumab in patients with platinum-sensitive recurrent ovarian cancer. Gynecol Oncol, 2015, 139 (1): 10-16.

28. Coleman RL, Brady MF, Herzog TJ, et al. Bevacizumab and paclitaxel-carboplatin chemotherapy and secondary cytoreduction in recurrent, platinum-sensitive ovarian cancer (NRG Oncology/ Gynecologic Oncology Group study GOG-0213): a multicentre, open-label, randomised, phase 3 trial. Lancet Oncol, 2017, 18 (6): 779-791.

29. Kim G, Ison G, Mckee AE, et al. FDA Approval Summary: Olaparib Monotherapy in Patients with Deleterious Germline BRCA-Mutated Advanced Ovarian Cancer Treated with Three or More Lines of Chemotherapy. Clin Cancer Res, 2015, 21 (19): 4257-4261.

30. Ledermann JA, Luvero D, Shafer A, et al. Gynecologic Cancer InterGroup (GCIG) Consensus Review for Mucinous Ovarian Carcinoma. Int J Gynecol Cancer, 2014, 24 (9): S14-S19.

31. Berton-Rigaud D, Devouassoux-Shisheboran M, Ledermann JA, et al. Gynecologic Cancer InterGroup (GCIG) Consensus Review for

Uterine and Ovarian Carcinosarcoma. Int J Gynecol Cancer,2014, 24(9):S55-S60.

32. Hensley ML,Miller A,O'Malley DM,et al.Randomized Phase Ⅲ Trial of Gemcitabine Plus Docetaxel Plus Bevacizumab or Placebo As First-Line Treatment for Metastatic Uterine Leiomyosarcoma: An NRG Oncology/Gynecologic Oncology Group Study. Journal of Clinical Oncology,2015,33(10):1180-1185.

33. Rosen VM,Guerra I,McCormack M,et al.Systematic Review and Network Meta-Analysis of Bevacizumab Plus First-Line Topotecan-Paclitaxel or Cisplatin-Paclitaxel Versus Non-YBevacizumab-Containing Therapies in Persistent,Recurrent,or Metastatic Cervical Cancer. Int J Gynecol Cancer,2017,27(6): 1237-1246.

34. Tewari KS. Improved Survival with Bevacizumab in Advanced Cervical Cancer(vol 370,pg 734,2014). New Engl J Med,2017, 377(7):702.

35. Kitagawa R,Katsumata N,Shibata T,et al.Paclitaxel Plus Carboplatin Versus Paclitaxel Plus Cisplatin in Metastatic or Recurrent Cervical Cancer: The Open-Label Randomized Phase Ⅲ Trial JCOG0505. Journal of Clinical Oncology,2015,33(19): 2129-U2151.

36. Matulonis UA,Penson RT,Domchek SM,et al.Olaparib monotherapy in patients with advanced relapsed ovarian cancer and a germline BRCA1/2 mutation: a multistudy analysis of response rates and safety. Ann Oncol,2016,27(6):1013-1019.

37. Shibutani T,Takano M,Miyamoto M,et al.Combination of irinotecan and platinum for platinum-resistant or refractory recurrent ovarian cancers: A preliminary case series. Mol Clin Oncol,2017,7(1):51-55.

38. Perren TJ. Mucinous epithelial ovarian carcinoma. Ann Oncol 2016,27 Suppl 1:i53-i57.

39. Mirza MR,Monk BJ,Herrstedt J,et al.Niraparib Maintenance Therapy in Platinum-Sensitive,Recurrent Ovarian Cancer. New Engl J Med,2016,375(22):2154-2164.

40. Dizon DS, Sabbatini PJ, Aghajanian C, et al. Analysis of patients with epithelial ovarian cancer or fallopian tube carcinoma retreated with cisplatin after the development of a carboplatin allergy. Gynecol Oncol 2002, 84(3):378-382.